Xundheit ist das
Wichtigste!

Herausgeber: Druckerei und Verlag Hans Högel KG, Mindelheim in Zusammenarbeit mit Dr. Peter Steinbigler

Autor: PD Dr. med. Peter Steinbigler

Gestaltung: Katharina Egger, Hans Högel KG

Bilder: Tobias Hartmann, Fotografie Harald Klein, Ernst Vogt, Kathrin Rohde, Achim Mende, Matthias Weissengruber, Sophia Lukasch Photography/Protestonaut, Bernd Feil, stock.adobe.com, Archiv Josef Hölzle

Herstellung: Druckerei und Verlag Hans Högel KG, Mindelheim © 2018

ISBN 978-3-947423-01-9

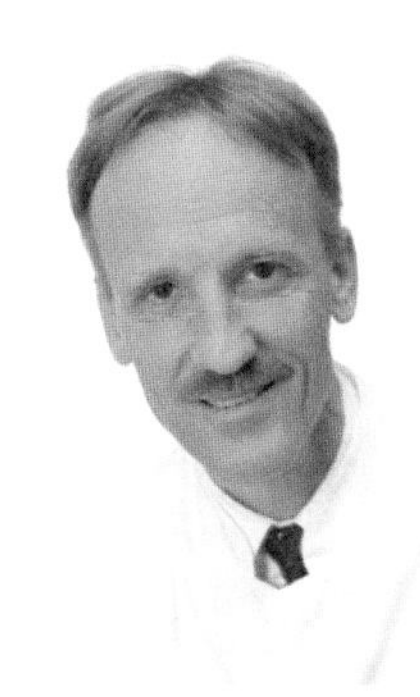

Liebe Leserinnen und Leser,

„au weh“ werden viele von Ihnen sagen und mit diesem Büchlein schon wieder so einen Gesundheitsratgeber vermuten, der viele Empfehlungen enthält, die man nicht einhalten kann, weil einen häufig der „innere Schweinehund“ davon abhält. Nein, „Gesundheitsapostel“, die glauben, mit einem Salatblatt pro Tag hundert Jahre alt zu werden, sollten nicht weiterlesen. Wer aber Interessantes um den menschlichen Körper wissen und gute Ratschläge zur Gesundheit im Zusammenhang mit den vielen menschlichen Schwächen gewertet haben will, der sollte in den Seiten blättern. Das Wichtigste, die Gesundheit oder wie der Volksmund sagt die „Xundheit“ lässt sich nur erreichen, wenn man sich entspannen kann. Gönnen Sie sich ein bisschen Ruhe zu den Kapiteln, die Themen einer seit einiger Zeit in der Mindelheimer Zeitung erscheinenden Glosse enthalten, die den Titel trägt: „G‘sund sei‘ und g‘sund bleim!“. Genau dieses wünsche ich Ihnen und hoffe, dass Sie etwas finden, das Ihre Neugierde befriedigt oder auch einer Sorge etwas entgegenstellen kann.

Dr. med. Peter Steinbigler
Privatdozent an der Ludwig-Maximilians-Universität München und Chefarzt für Innere Medizin an der Kreisklinik Mindelheim

Mit dem Kauf des Buches unterstützen Sie die Fördervereine der Kreiskliniken Unterallgäu in Mindelheim und Ottobeuren.

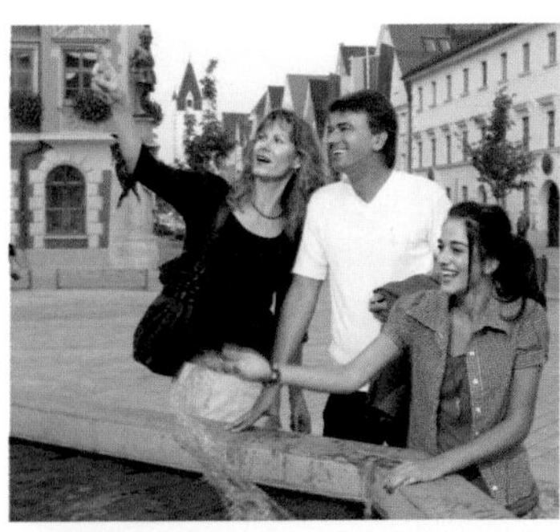
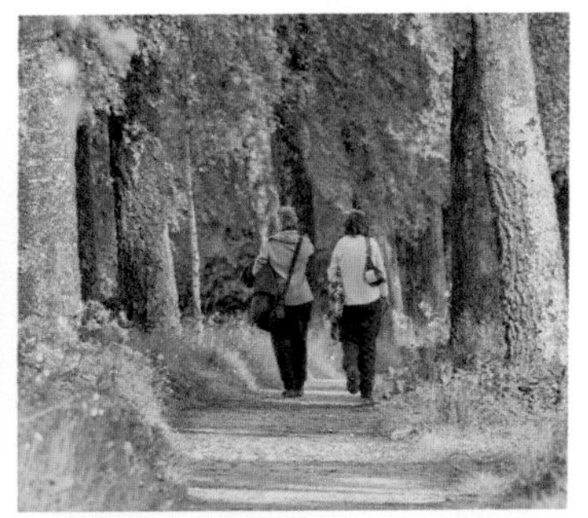
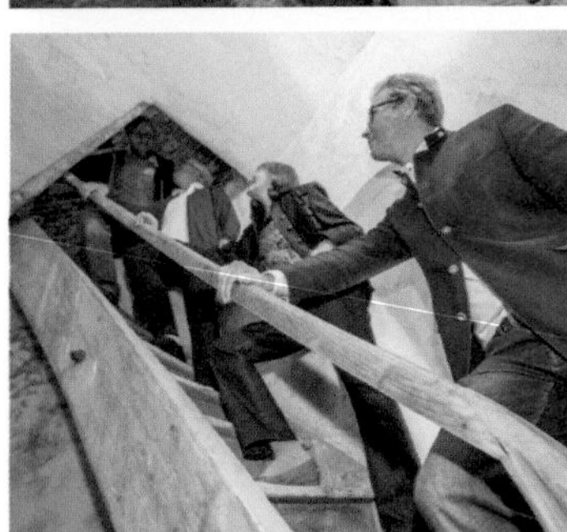
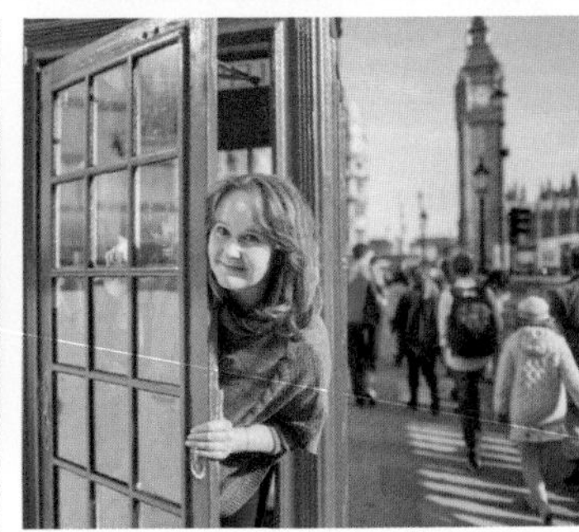

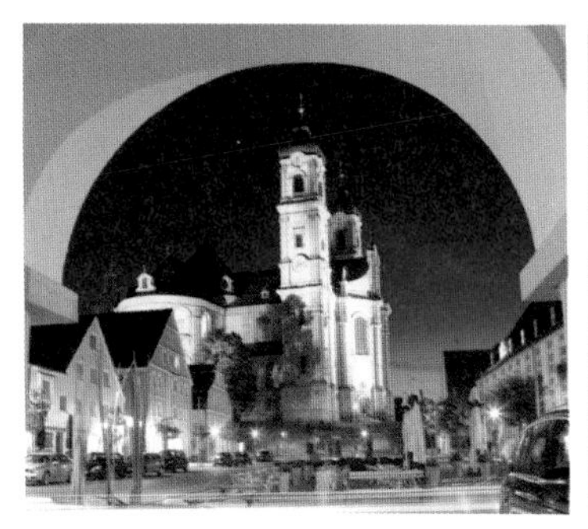

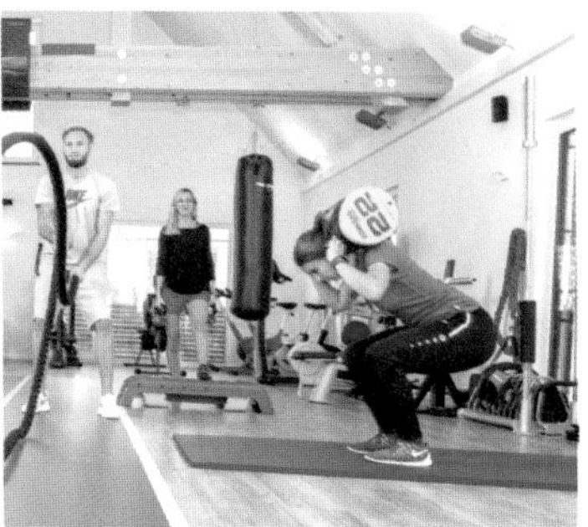

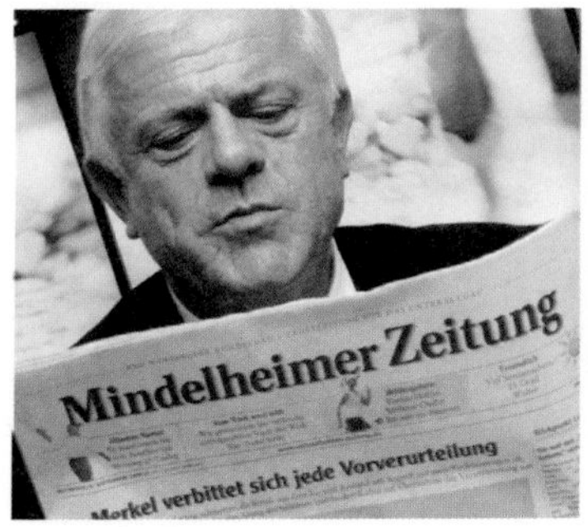
Mindelheimer Zeitung
Merkel verbittet sich jede Vorverurteilung

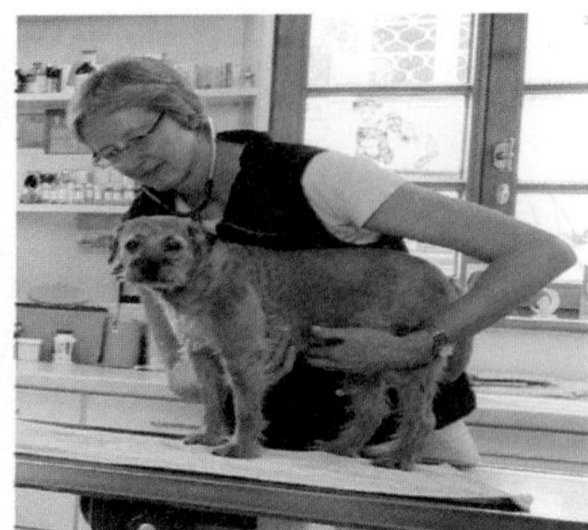

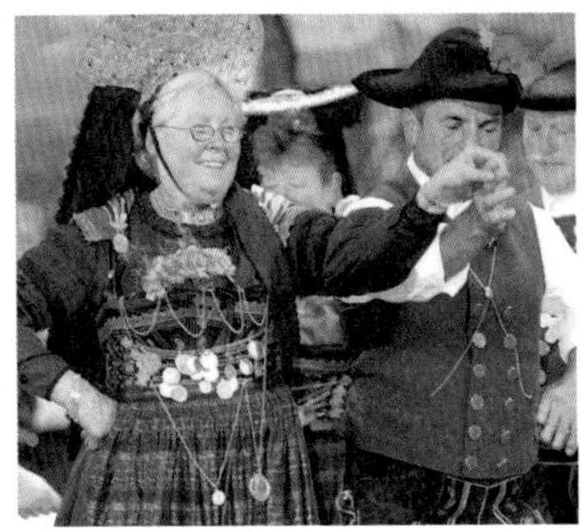

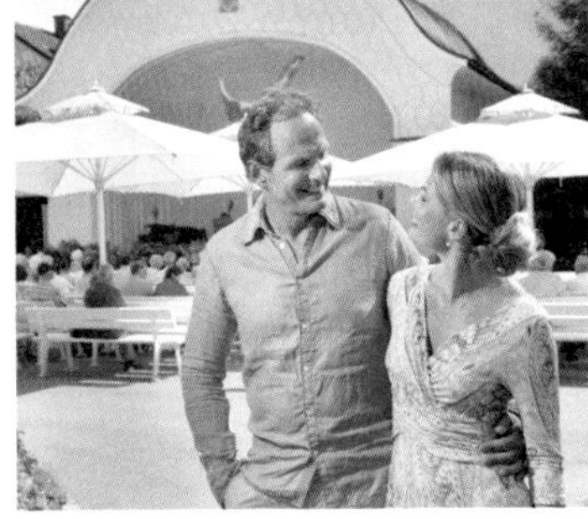

Der Schokoladen-Nikolaus – gut für die Gesundheit?

Immer wieder frage ich mich, wie ich es erreichen kann, dass ich möglichst lange gesund und fröhlich leben kann. Leider komme ich bei der Antwort ständig an die üblichen Spielverderbereien mit denen ich auch meine Patienten täglich konfrontieren muss: Salzarm und fettfrei essen, das Gewicht reduzieren, Ausdauersport treiben und so weiter und so weiter. In jeder Illustrierten steht das Gleiche – nirgends ein Ausweg.

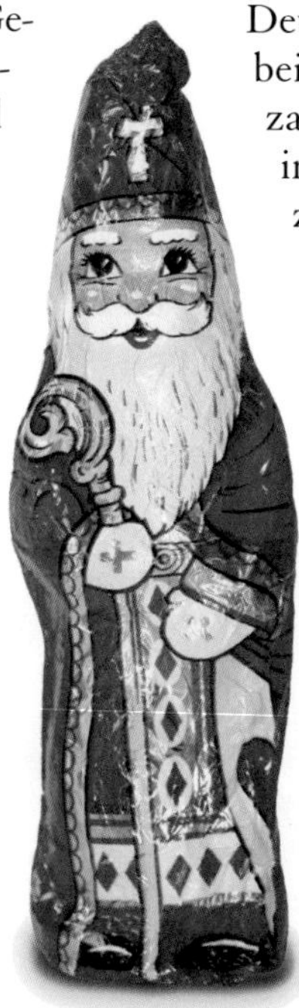

Wenn mich Patienten fragen, ob ich nicht auch ein Laster hätte, wie zum Beispiel Rauchen oder vielleicht mal ein Gläschen zu viel trinken, muss ich das zwar verneinen, muss aber zugeben, dass ich gerne mal zu viel Schokolade esse. Doch ausgerechnet die Deutsche Gesellschaft für Kardiologie, die sonst immer diese strengen Empfehlungen vorgibt, veröffentlichte nun in den sogenannten Cardio-News, dass ein kleines Stück Schokolade pro Tag das Gefäßrisiko senken könne. Das ist Wasser nicht nur auf meine Mühlen! Deutsche Forscher haben bei der sagenhaften Anzahl von 19357 Personen im Zeitraum eines Jahrzehnts die Häufigkeit von Schlaganfall und Herzinfarkt in Abhängigkeit vom Schokoladenkonsum untersucht.

Dabei hatten die Patienten mit dem höchsten durchschnittlichen Schokoladenkonsum von 7,5 Gramm pro Tag eine um 39 Prozent niedrigere Rate dieser schrecklichen Ereignisse als die mit dem geringsten Schokoladenverbrauch von nur 1,5 Gramm pro Tag. Ursache für den positiven Effekt war vielleicht das Blutdruckverhalten, denn der war bei den guten Schokoladenessern niedriger.

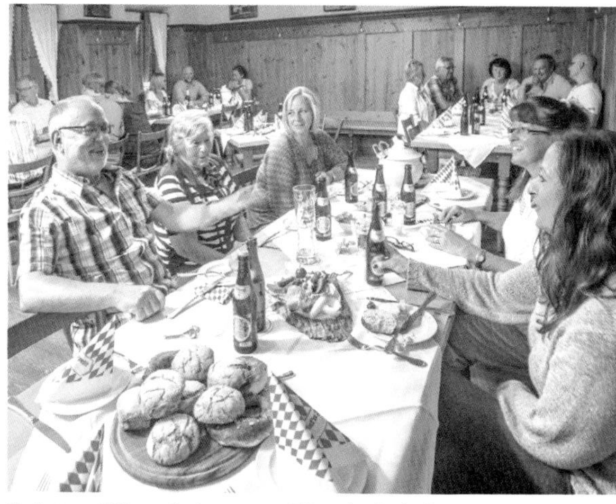

Schützt Biertrinken vor Herzinfarkt?

Oder es waren die Flavanole im Kakao wegen ihrer positiven Effekte auf die Gefäßinnenwände, ein Grund warum gerade dunkle Schokolade noch besser war. Doch haben Sie genau gelesen: Sieben komma fünf Gramm pro Tag! Nicht mehr! Allein meine täglichen drei Nougat-Riegel sind schon 54,6 Gramm – also viel zu viel.

Eine ähnliche, sehr leicht falsch zu verstehende Untersuchung war die Nancy-Studie aus Bordeaux, die in den Neunziger Jahren vorgab, dass Menschen, die Rotwein trinken länger leben. Die Boulevard-Presse jubelte damals pünktlich vor dem Oktoberfest in München: „Biertrinken schützt vor Herzinfarkt!" Dass das nicht wirklich stimmt, muss man nicht studieren. Trotzdem – so ein bisschen (aber wirklich nicht mehr!) sündigen – darf nicht immer mit schlechtem Gewissen verbunden sein. Das beweist die Schokoladen-Studie allemal.

Die heilende Wirkung der Musik

Musik hat eine immense Auswirkung auf Körper und Seele. Das kann positiv sein, wenn man fröhlich sein Lieblingslied im Rundfunk hört. Das kann aber auch negativ wirken, wenn man genervt den störenden Lärm aus dem Klangkörper des Gegenüber ertragen muss.

Die emotionsfördernde Wirkung von Schallwellen wird in der Musiktherapie und in der Musikmedizin genutzt, um vielfache Wirkungen auf Krankheiten und Befindlichkeitsstörungen zu erzielen. Bei depressiven Patienten kann man eine Stimmungsaufhellung erreichen.

Natürlich kommt es darauf an, welche Art von Musik gespielt wird. Hierbei ist weniger relevant ob Volksmusik oder Technorhythmus verwendet wird, vielmehr ist die subjektive Einstellung des Hörers gegenüber dem Gespielten wichtig. Die Effekte der Musik sind vielfach klar messbar. Wenn der richtige Ton getroffen wird, senken oder steigern sich Pulsfrequenz und Blutdruck. Als langsam und ruhig empfundene Musikstücke reduzieren nachweislich die Muskelspannung und den Stresshormon-, den Adrenalinspiegel im Körper. Andererseits kann man das Gegenteil bewirken, wenn schnelle Schlagzahlen und größere Lautstärke angewendet werden.

Musik kann therapeutisch genutzt werden um Angstzustände zu lösen, was Zahnärzte und Narkoseärzte zunehmend häufiger anwenden. In mehreren Studien wurde nachgewiesen, dass durch das Spielen beruhigender Musik die Gabe von Schmerzmedikamenten nahezu um die Hälfte reduziert werden konnte. Zur Entspannungstherapie sollten eher langsame, beruhigende Rhythmen und leise Klänge eingesetzt werden, denn das Herz ist bestrebt, sich dem Grundschlag der Musik anzupassen.

Vielleicht ist das übrigens ein Grund, warum südamerikanische Musik „ins Blut geht“, denn deren Grundrhythmus ähnelt vielfach dem menschlichen Herzschlag. Darüber hinaus führt angenehm empfundene Musik zu einem Glücksgefühl, womöglich zu einer Gänsehaut, weil auch Dopamin ausgeschüttet wird. Das ist der Botenstoff, der Parkinsonkranken fehlt.

Interessante Messungen an zehn Tage lang mit Musik beschallten Hühnerküken haben ergeben, dass man Dopamin in deren Gehirn erhöhen kann. Tatsächlich konnte mit dieser Erkenntnis bei Patienten mit Parkinsonerkrankung durch Einsatz von stark rhythmisch akzentuierter Musik, wie zum Beispiel dem „Radetzky Marsch“, das Zittern reduziert und der Gang verbessert werden.

Noch viel besser ist die Wirkung der Musik, wenn man sie selber machen kann. Musizieren verbessert Gedächtnisprozesse und reduziert Angst und Stress, vorausgesetzt man muss nicht vor kritischem Publikum vorspielen.

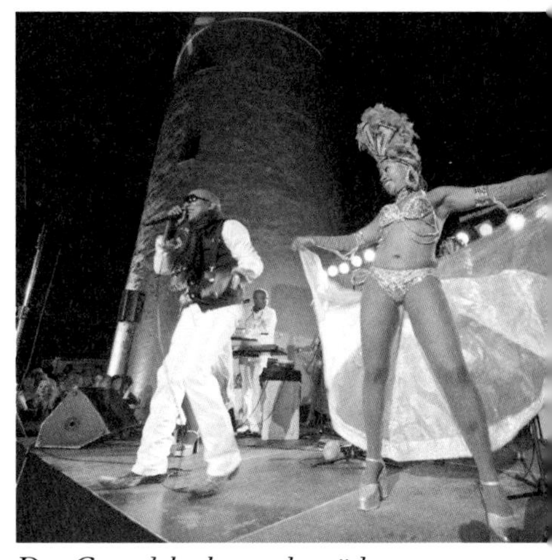

Der Grundrhythmus der südamerikanischen Musik ähnelt dem menschlichen Herzschlag.

Da Musik so viele Wirkungen hat, in der Medizin eingesetzt wird und Substanzen wie Dopamin, Adrenalin, Valium und Baldrian imitieren kann, spricht man beim therapeutischen Einsatz von Musikhören, Musikspielen und Singen auch von den „Musikamenten“. Und die gibt es auch ohne Rezept.

Bierzeltmusik – gut oder schlecht für den Kreislauf?

Dass Musik nicht unerhebliche Emotionen wecken kann, sieht man in den Bierzelten des Münchener Oktoberfests. Wenn dann noch die eine oder andere Maß Bier das Gehör manipuliert, euphorisiert allein schon das gegrölte „Prosit der Gemütlichkeit“ selbst den hartnäckigsten Wiesnverweigerer.

Aber nicht nur Gefühle sondern auch deutliche Effekte auf den Kreislauf vermag unterschiedliche Musik zu bewirken. Während unangenehmer Lärm zu deutlichen Beeinträchtigungen von Herz und Kreislauf führen kann, beeinflussen wohltuende Klänge das Kreislaufsystem positiv. Musik gelangt durch den Hörnerv in das Gehirn und führt zur Ausschüttung des „Motivationshormons“ Dopamin und des „Glückshormons“ Endorphin. Die Aufmerksamkeit, die Emotionen, das Bewegungs- und Sprachzentrum sowie das Gedächtnis werden durch Musik gezielt angesprochen.

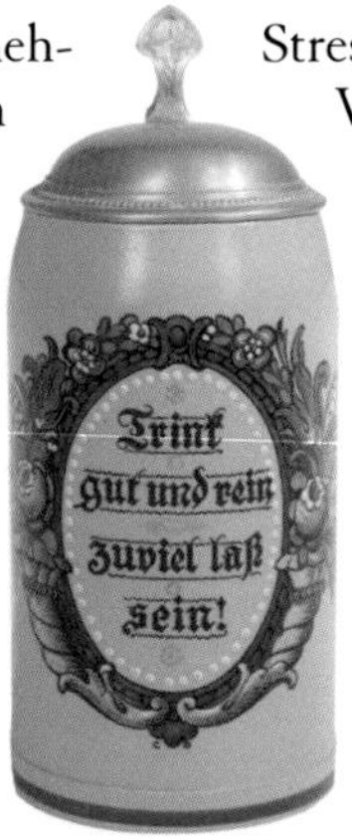

Günstige Einflüsse wurden bei Depressionen und Erkrankungen des Herz-Kreislauf-Systems gefunden. Musik führt zur Steigerung von Kreativität und Konzentration, erhöht die Kraft des Immunsystems und ist hilfreich bei Schmerzen, Stress und Schlafstörungen. Wenn also Mozarts Töne aus dem Hörer der telefonischen Warteschleife ertönen, kann man wenigstens gute Kreislaufeffekte für sich verbuchen. Dass Musik höchst Unterschiedliches im Körper bewegt, fühlt jeder selbst und ist schließlich auch der Grund,

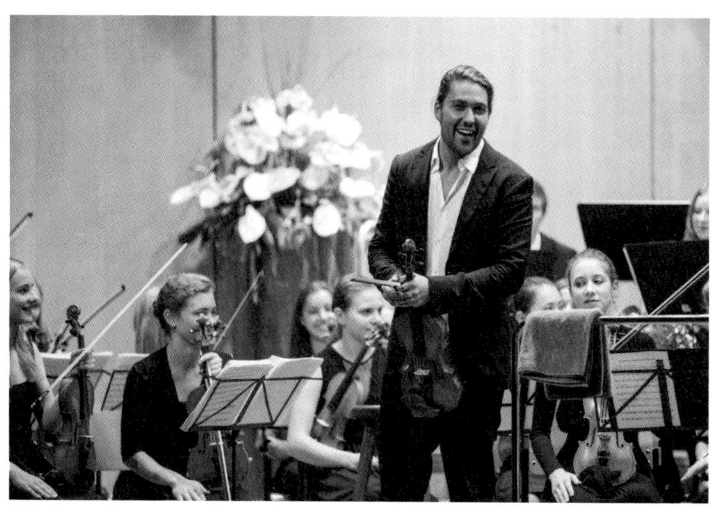

Nachgewiesenermaßen scheint klassische Musik den besten Heilungseffekt zu besitzen.

warum man nicht immer das Gleiche hören will. Eine sehr aktuelle Untersuchung aus Serbien wurde unlängst auf dem Kongress der Europäischen Gesellschaft für Kardiologie präsentiert und hat gezeigt, dass die besten Ergebnisse von Musik für Herz und Kreislauf erzielt werden, wenn angenehme Musik mit körperlichem Training verbunden wird.

Wenn nur trainiert wurde oder nur Musik gehört wurde, waren die Resultate schlechter. Offensichtlich ist es also für Herz und Kreislauf viel besser, nicht nur der Wiesn-Musik passiv zuzuhören, sondern sich am Geschehen aktiv zu beteiligen etwa durch Schunkeln oder auf den Bänken tanzen. Zumindest kompensiert man mit der Bewegung ein wenig die Kalorien der süßen oder salzigen Oktoberfestgenüsse.

Wer zu wenig schläft wird dick!

„Schlaf ist eine aktive Leistung des Gehirns!" – Mit diesem Spruch entschuldigte ich mich, nicht immer ernst gemeint, bei meinem Lehrer, wenn ich mal wieder nicht aufgepasst hatte und doch darauf hinweisen wollte, nicht inaktiv gewesen zu sein.

In der Tat ist der Schlaf eine komplexe Abfolge von verschiedenen Stadien, die mit Hirnstromkurven in einem sogenannten Schlaflabor analysiert werden können. Er ist für die Regeneration des Körpers enorm wichtig. Dass nun in einer Studie der Columbia University festgestellt wurde, dass Schlafmangel zu Übergewicht führen kann, erscheint paradox, da doch der Mensch im Schlaf weniger Kalorien verbraucht.

Tatsächlich ist es aber so, dass Menschen, die vier Stunden oder weniger pro Nacht schlafen, um 73 Prozent eher übergewichtig sind als solche, die länger schlafen. Eine Ursache dafür könnten die Auswirkungen auf die Appetithormone und verschiedene Nervenleitbahnen sein, die das Essverhalten steuern. So ist Leptin, das Appetit und Gewicht reguliert und dem Gehirn mitteilt, wie viel Energie dem Körper zur Verfügung steht bei Schlafmangel reduziert und Grehlin, das den Hunger steigernde Hormon, erhöht. Einfacher könnte man sagen, wer keine Zeit zum Schlafen hat, hat mehr Zeit zum Essen.

Andererseits können Schlafstörungen auch erste Hinweise auf gravierende Störungen der Gehirndurchblutung oder dessen Sauerstoffversorgung darstellen. Sie sollten deshalb nicht auf die leichte Schulter genommen werden und zu einer Untersuchung beim Hausarzt führen.

Übrigens, zu dem Thema „Lernen im Schlaf" gibt es

keine Studie, die einen Wissenserwerb während des Schlafes belegen kann. Um die Aufgabe des Lernens zu übernehmen, muss sich das Gehirn in wachem Zustand befinden. Werden dem Schlafenden neue Informationen angeboten, so hängt die Menge der bis zum Morgen behaltenen Informationen von der Dauer und der Häufigkeit des Erwachens in der Nacht ab, nicht jedoch von der Qualität des Schlafes.

Deswegen ist ein gesunder Schlaf gut für die Körperregeneration und gut für ein ausgeglichenes Körpergewicht, aber ungeeignet als Argument für verschlafene Schüler, damit höheren Erkenntnisgewinn zu erzielen als wach dem Lehrer zuzuhören.

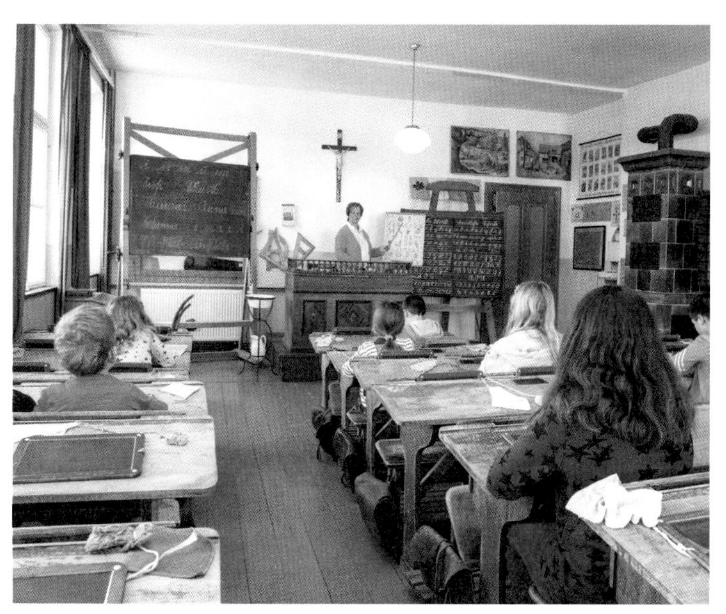

Kann man „Lernen im Schlaf?“

Ein Herz für die Hitze!

Wenn sich endlich der Sommer traut zu uns zu kommen, gibt es schon wieder diese Sorgen: „Wieviel Hitze kann man vertragen? Ist Schwitzen wirklich gesund? Muss ich viel oder wenig trinken?" Während einige die sonnigen Tage in vollen Zügen genießen, gibt es andere, die nicht erfreut über die heiße Jahreszeit sind. Vor allem Senioren, besonders am Herzen erkrankte Menschen, vertragen die hohen Temperaturen oft nur schlecht und werden schnell müde und schwindlig.

Häufig ist dies Ausdruck eines Wassermangels, der durch vermehrtes Schwitzen eintritt. Zusätzlich wirken sich harntreibende Medikamente herzkranker Patienten während Hitzeperioden stärker aus, so dass durch Salzmangel Muskelkrämpfe oder Verwirrtheit auftreten können. Deswegen sollten auch Menschen, die zum Beispiel wegen einer Herzschwäche normalerweise nicht so viel trinken dürfen, mit ihrem behandelnden Arzt besprechen, an heißen Tagen ihre Trinkmenge etwas zu steigern. Ein kaltes Bier hat sicher Vorteile: Es kühlt, enthält Salze und schmeckt. Doch leider ist es nicht geeignet, den Flüssigkeitshaushalt in Ordnung zu bringen.

Es wirkt sogar noch harntreibend, das heißt, man muss mehr Wasser lassen als man aufnimmt. Besser eignet sich Mineralwasser mit oder ohne Fruchtsaft. Schwitzen erfolgt, weil der Körper in der Hitze den Wärmehaushalt reguliert, indem er Wasser durch die Schweißdrüsen an die Hautoberfläche befördert. Wenn der Schweiß dann verdampft, entsteht ein kühlender Effekt, der die Körpertempera-

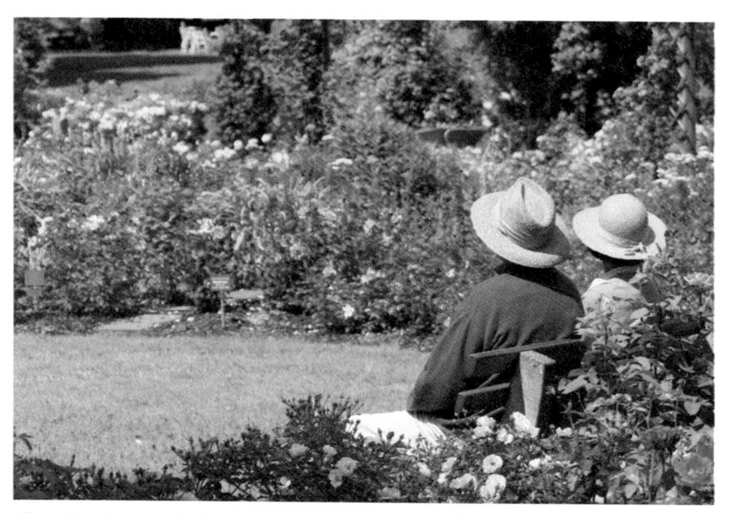

Der Strohhut als Sonnenschutz im Kurpark.

tur reduziert. Bei körperlicher Belastung kann der Wasserverlust auf bis zu 3 Liter pro Stunde steigen. Werden dabei ca. 4 Prozent des Körpergewichts verloren, kann das zu erheblichen Leistungsminderungen und in Extremfällen zu einem Hitzschlag mit Kreislaufkollaps führen.

Angesichts dieser „Gefahren“ der Hitze ist man schon geneigt, den Winter ganz schnell wieder herbeizuwünschen. Genau besehen, gibt es aber nur 10 bis 15 Hitzetage mit über 30°C im Jahr aber über 60 Frosttage unter 0°C! Im Winter drohen dann aber wieder ganz andere „Gefahren“.

Genießen Sie trotzdem die warmen Tage, gemütlich im Schatten am See bei einem angenehm schmeckenden Fruchtsaft.

Tropenkrankheiten im Allgäu – wie geht das?

Letztens wurde von einem bemerkenswerten Fall berichtet: Ein junger Mann, der nie im fernen Ausland war, musste wegen Blut im Urin lange von Arzt zu Arzt gehen, bis bei ihm eine tropische Wurmerkrankung festgestellt werden konnte. Dass Tropenkrankheiten hierzulande häufiger diagnostiziert werden, liegt natürlich zuallererst an der immer größer werdenden Reise- und Abenteuerlust. So ist es nicht ungewöhnlich, wenn man beim Arzt im Falle unerklärlicher Beschwerden nach seinen Urlaubsreisen gefragt wird, weil jedes Jahr etwa drei Millionen Menschen ihren Urlaub in den Tropen oder Subtropen verbringen und sich dort mit exotischen Erregern anstecken.

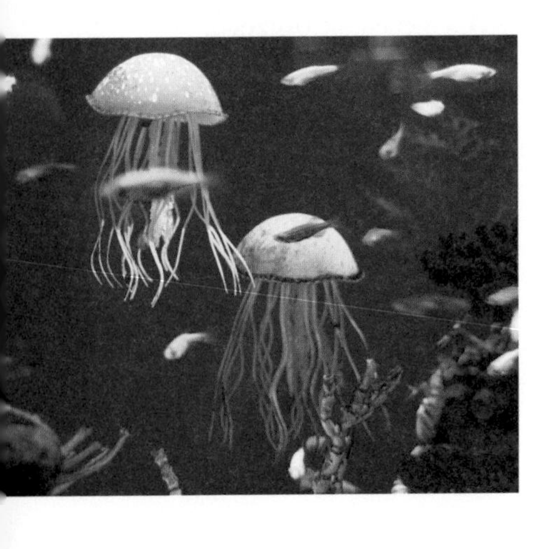

Die Beschwerden treten vielfach erst nach der Rückkehr auf, wobei diese anfangs oft genauso sind, wie bei harmlosen Erkrankungen, nämlich Fieber, Durchfall oder Kopf- und Gliederschmerzen. Wenn die Probleme erst Wochen nach der Fernreise auftreten, stellt man fatalerweise keinen Zusammenhang mehr damit her. Wenn man seinen Urlaub in fernen Ländern verbracht hat, sollte man aber auch erstmal daran denken. Besonders, wenn man es mit einer Malaria-Vorbeugung nicht so genau genommen hat. Die meisten Tropenkrankheiten lassen sich heutzutage gut behandeln, wenn sie aber nicht erkannt werden, können Spätschäden auftreten.

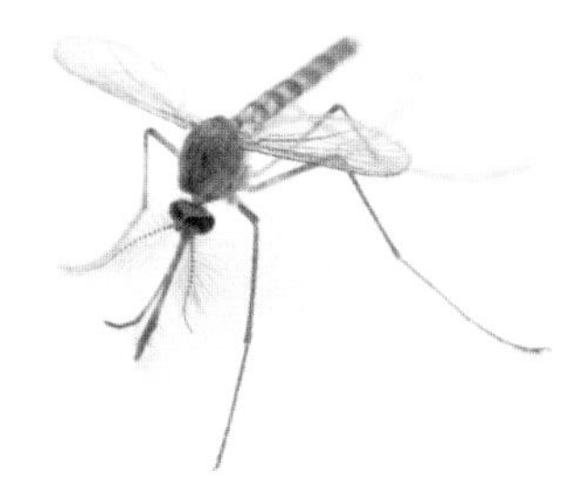

So kann eine unbehandelte Malaria zu Leber- und Nierenleiden führen und bei exotischen Viruserkrankungen, zum Beispiel der Dengue-Viruserkrankung, können innere Blutungen problematisch werden. Die häufigsten „Urlaubsmitbringsel" sind übrigens Durchfallerkrankungen aus dem Norden Afrikas oder aus Indien.

Wie kann es aber sein, dass man Tropenkrankheiten in Europa oder gar in Deutschland bekommt? „Ja, ja der Klimawandel", wird schnell geurteilt. Mag sein. Fakt ist, dass immer mehr exotische Insekten, die auch Tropenkrankheiten übertragen können, den Weg zu uns finden. Und diese Wege können kurios sein, denn auch mit dem zunehmenden internationalen Güterverkehr gelangen Überträger exotischer Erreger, wie Mückeneier und -larven in Schiffscontainern, Lkws und Flugzeugen zu uns. Der oben genannte Patient mit Bilharziose hat sich übrigens als Aquariumsbesitzer mit über das Internet erworbenen exotischen Fischen und damit verbreiteten Wurmlarven infiziert. Man liest von Flughafenmitarbeitern, die sich an als „blinde Passagiere" mitgeflogenen, Malaria übertragenden Mücken infizierten und von Leichenbestattern, die nie im Ausland waren aber sich an dem nach Hause zurückgeholten Leichnam eine Tropenviruskrankheit zugezogen haben.

Zur Vorbeugung von Tropenkrankheiten beim Reisen sollte man dem Rat des Hausarztes folgen und alle Maßnahmen zur Vorbeugung, Hygiene und zum Insektenschutz sorgfältig bedenken. Aber zur Vorbeugung von Tropenerkrankungen hierzulande, sollte man neben dem Kampf gegen den Klimawandel auch einmal an „Urlaub zuhause" und „Einkaufen daheim" denken.

Stress lass nach! – die Managerkrankheit

Zugegeben, manchmal kommt man schon in Stress: Das Telefon und die Türglocke klingeln gleichzeitig, die Milch kocht über, das Kind brüllt und dann fällt einem noch ein Glas runter. Am liebsten möchte man in so einer Situation einfach weglaufen, die Flucht ergreifen. Nur, es geht nicht. Man soll eins nach dem anderen tun, die Ruhe bewahren.

Das sind aber nur gut gemeinte Ratschläge, denn Flucht wäre die eigentliche, natürliche Reaktion.

Stress ist eine normale physiologische Reaktion des Körpers, die uns in der Evolution schon um einiges weitergebracht hat. Denken Sie nur an die Gazelle, die vor einem Löwen davonlaufen soll und dafür notwendigerweise in Stress kommen muss: Die Nebennieren schütten Adrenalin aus, so dass der Puls hoch geht, der Blutdruck steigt, die Durchblutung der Muskeln muss auf Kosten der Haut- und Darmdurchblutung erhöht werden. Im Stress wird deswegen die Haut blass und der Darm funktioniert nicht so, wie er soll. Zudem wäre es wenig hilfreich, wenn die Gazelle lang überlegen würde, wohin sie laufen soll. Man bekommt eine Denkhemmung im Stress. All diese Stressreaktionen sind zum Beispiel vielen Prüflingen gut bekannt.

Die Gazelle läuft dem Löwen davon und kann dadurch das Adrenalin und den Stress abbauen, der Prüfling kann aber nicht flüchten. Wenn andauernd Stress besteht, dem man nicht mehr entkommt, brennt man aus, englisch „Burnout". Ein Syndrom, das häufig Manager und kürzlich einen bekannten Fußballtrainer betroffen hat. Diesem ernsthaften Zustand sollte man effektiv vorbeugen und sogar bei entsprechenden Symptomen professionelle Hilfe beanspruchen. Vorbeugend empfiehlt sich für denjenigen, der andauernd Stress ausgesetzt ist, Adrenalin durch Bewegung abzubauen: Laufen Sie oder machen Sie Nordic Walking nach einem arbeitsreichen Tag, denn dies fördert auch den regenerativen Schlaf.

Den Prüflingen sei zum Stressabbau gesagt, dass man nicht immer mit „sehr gut" bestehen muss, ein Dreier oder gar Vierer reichen häufig auch. Und denken Sie bei Gelegenheit auch einmal daran, dass ein Telefon oder eine Türglocke auch ohne Ihre Reaktion wieder aufhören zu klingeln.

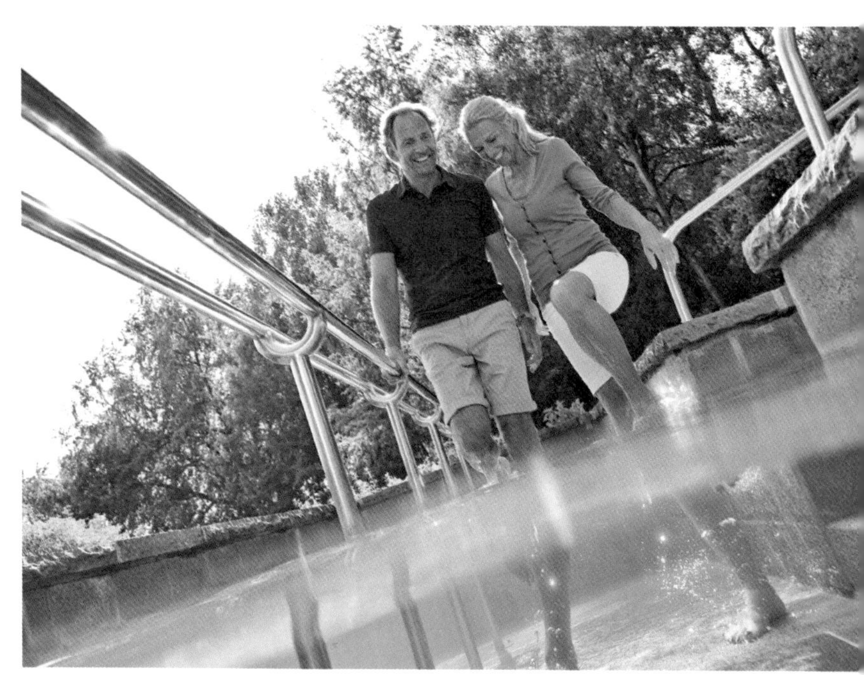

Das Wassertreten stärkt Kreislauf und Immunsystem.

Lachen ist für das Herz gesund – warum eigentlich?

Lachen ist tatsächlich eine sehr gute Medizin! Keine Diät und kein Medikament scheint so gut zu sein, wie eine fröhliche Grundeinstellung zum Leben, um die Herzinfarktwahrscheinlichkeit bei sonst gesunden Menschen zu reduzieren. Zu diesem Schluss kamen US-Forscher jetzt in einer Studie mit 300 Männern und Frauen, die bestätigt, dass jene, die gern und oft lachen, nur etwa halb so gefährdet sind, einen Herzinfarkt zu erleiden, wie ernstere Persönlichkeiten. Dass Psyche und Herzgesundheit zusammenhängen, haben auch Forscher aus Maryland in den USA bestätigt. Sie haben aber darüber hinaus auch einen Mechanismus finden können,

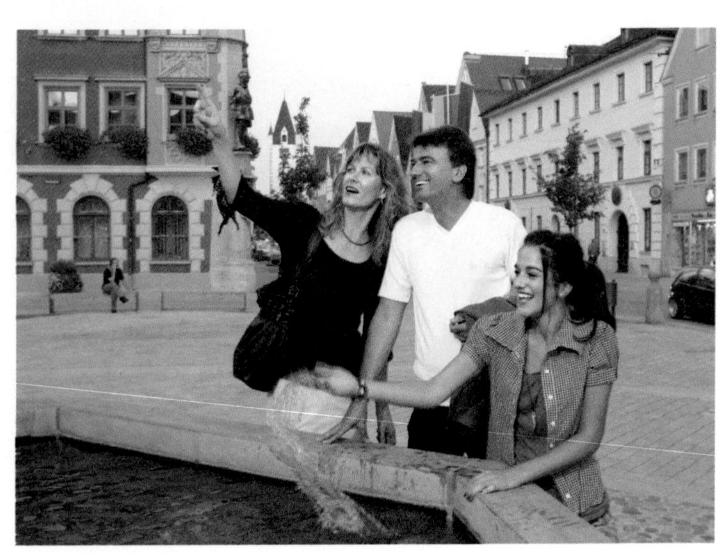

Herzhaftes Lachen entspannt die Gefäße.

der dafür verantwortlich sein kann. In einem klugen Experiment wurden Personen entweder sehr belastende Kriegsfilme vorgespielt oder sie bekamen lustige Komödien zu sehen.

Gleichzeitig wurde der Blutfluss in den Schlagadern des Armes und deren Durchmesser ermittelt. Interessanterweise fanden sich nach einer Vielzahl von Messungen deutliche Unterschiede: Der Blutfluss und der Durchmesser der Armarterien waren bei lustigen Filmen um 30 bis 50 Prozent größer als bei Kriegsfilmen. Man schloss daraus, dass herzhaftes Lachen die Gefäße entspannt und lockert, mentaler Stress dagegen die Gefäße eng stellt und dadurch die Gefäßverkalkung bei zusätzlich vorhandenen Risikofaktoren, wie zum Beispiel Rauchen oder Diabetes beschleunigt.

Leider kann man Lachen nicht auf Rezept verschreiben und manchem fällt das Lachen aus verschiedenen Gründen nicht immer leicht. Lustiger wird es schon, wenn Sie zum Beispiel Dinge und Leute, die nicht zusammenpassen, in Ihrer Vorstellung vereinen. Humorwissenschaftler (die gibt es wirklich!) empfehlen deswegen, ein Humortagebuch zu führen und öfter darin zu blättern! Sie sollten bei Lachmangel gezielt lustige Veranstaltungen besuchen, sich vermehrt an heitere Erlebnisse erinnern und die Gesellschaft humorvoller Menschen suchen. Übrigens scheinen Letztere ein größeres oder besser funktionierendes Humorzentrum im Gehirn zu besitzen als depressive Leute. Kernspin-Funktionsuntersuchungen zeigen beim Lachen hohe Aktivitäten an der Unterseite des Gehirns im sogenannten Nucleus accumbens und vermuten das Humorzentrum auch dort.

Egal, wo auch immer das Humorzentrum letztlich gefunden werden wird – was die Wissenschaft mühsam erkundet, hat die Sprache längst erkannt: „Da lacht das Herz!".

Das „Aha"-Erlebnis und der „Geistesblitz"

Es passiert mir nicht selten, vor einem Blatt Papier zu sitzen und einfach keinen Einfall zu haben, wie ich nun den Geburtstagsgruß formuliere oder mein Anliegen ordentlich ausdrücke, weil mir einfach der nötige „Geistesblitz" fehlt.

Oder ich sitze mit einer umständlich geschriebenen Gebrauchsanweisung vor einem neu erworbenen technischen Gerät und verstehe den Vorgang nicht, weil mir das Aha-Erlebnis abgeht. Andererseits gibt es Momente, da geht alles wie von selbst, weil metaphorisch gesprochen, im „Gehirn die Glühbirne aufleuchtet".

Was eigentlich in diesen lichten Momenten im Gehirn passiert, haben nun Forscher mit bildgebenden Methoden, der funktionellen Kernspintomographie, darstellen können. Probanden mussten dafür Wortprobleme lösen. Bei Aha-Erlebnissen war in der rechten Hirnhälfte deutlich mehr Aktivität nachweisbar als bei einer normalen gedanklichen Problemlösung. Während einer plötzlichen Erkenntnis konnte zudem keinerlei Effekt im Schläfenlappen der linken Hirnhälfte festgestellt werden. Die Wissenschaftler deuteten dies als eine Art „Ausblenden" oder Dämpfung visueller Reize. Man kennt dies ja auch im Alltag, wenn man sich konzentriert und dabei die Augen schließt.

Manchmal hilft schlichterweise ja dieses Augenschließen ganz einfach, den „Geistesblitz" heraufzubeschwören. Interessanterweise bleiben mir Inhalte, die ich durch ein Aha-Erlebnis erwarb wesentlich besser im Gedächtnis als Inhalte, die ich mühsam aus Büchern erlernte. Auch dieses Phänomen konnte nun medizinisch erklärt werden. Unter den Gehirnregionen, die beim Geistesblitz Aktivität zeigten, war auch der so genannte Mandelkern. Er gilt als

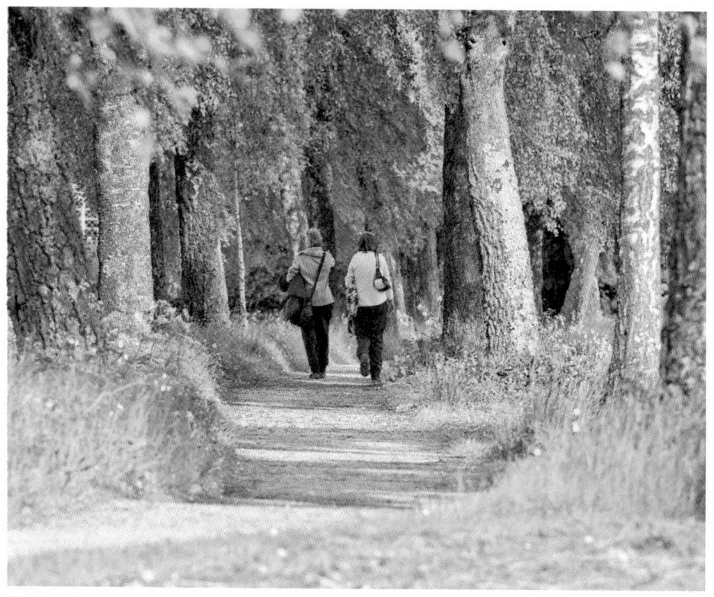

Beim Spazierengehen den zündenden Geistesblitz entwickeln.

wichtige Gehirnregion, wenn es um Emotionen geht. Dass emotionsgeladene Erkenntnisse besser ins Gedächtnis gehen ist jedem bekannt. So bleibt einem der eigene Hochzeitstag durch die emotionale Bindung einfach wesentlich besser und länger im Gedächtnis als ein gewöhnlicher Arbeitstag.

Der Geistesblitz ist also kein mystisches Phänomen sondern durch Konzentration und Emotion beeinflussbar. Wem er also fehlt, der sollte öfter mal die Augen schließen oder das emotionale Umfeld ändern: Wer hat sich nicht schon Stunden am Schreibtisch gequält und plötzlich beim entspannten Fahrradfahren oder Spazierengehen den zündenden Geistesblitz entwickelt, an den er sich lange und nachhaltig erinnern kann.

Kaffee oder Tee – was schadet, was nützt dem Herzen?

Wer greift nicht gerne nach einem quälend langen und langweiligen Vortrag zu einer guten Tasse Kaffee, die einen vermeintlich wieder richtig munter macht? Oder genießt eine Tasse Tee am Spätnachmittag nach englischer Sitte zu einem guten Stück Gebäck? Doch spätestens wenn man den erhöhten Puls fühlt oder den vermehrten Harndrang spürt, regt sich das schlechte Gewissen und die stete Frage, ob das Coffein oder die Aromastoffe im Tee nicht doch schädlich sind. Steigt nicht der Blutdruck zu hoch oder trocknet die Niere zu arg aus?

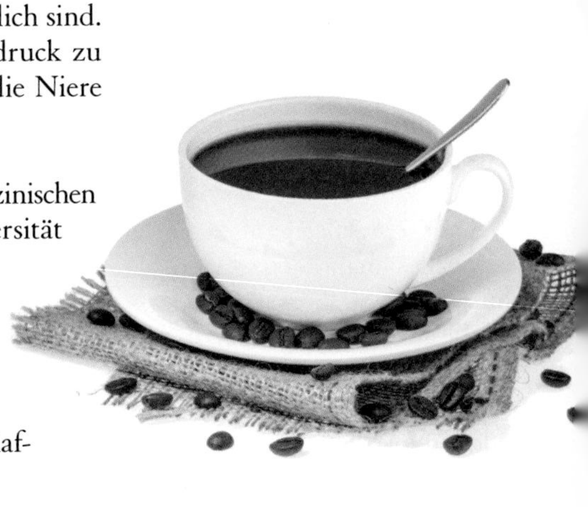

Forscher des Medizinischen Zentrums der Universität Utrecht berichten im Fachmagazin „Arteriosclerosis, Thrombosis, and Vascular Biology", dass offenbar weder Kaffee noch Tee Schlaganfälle oder den Tod durch andere Erkrankungen begünstigen. Im Gegenteil, Kaffee soll sogar das Risiko für Herzerkrankungen senken und das gilt noch mehr für Tee. Über dreißigtausend Menschen wurden über ihren Tee- und Kaffeekonsum befragt und dreizehn Jahre nachverfolgt. So zeigte sich, viel Tee zu trinken ist gut für das Herz. Teilnehmer, die mehr als sechs Tassen pro Tag tranken, hatten gegenüber Wenigtrinkern ein um 36 Prozent reduziertes Risiko, am Herzen zu erkranken. Der moderate Kaffeegenuss mit zwei bis vier Tassen pro Tag wirkte ebenfalls einem tödlichen Herzleiden entgegen. Wer allerdings mehr als vier Tassen Kaffee pro Tag trank, war weniger gesund. Dies erklärte man mit eher auch sonst maßlosem Lebenstil. So waren die Vieltrinker von Kaffee eher Zigarettenraucher mit größerem Hüftumfang und Übergewicht und hatten wohl auch deswegen häufiger Fettstoffwechsel- und Blutzuckerentgleisungen.

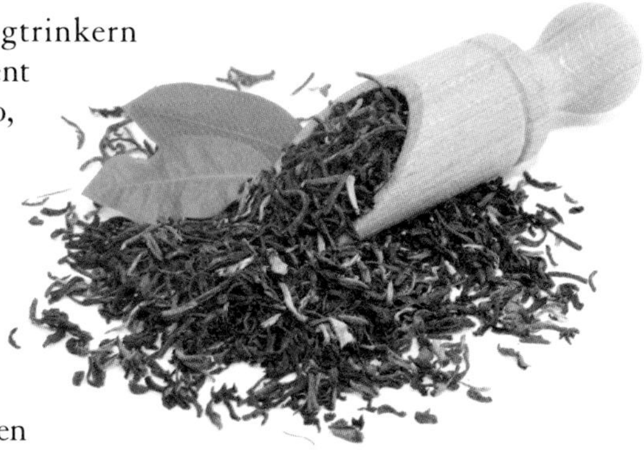

Die insgesamt aber positiven Effekte von Kaffee und Tee führten die Wissenschaftler auf die enthaltenen Antioxidantien zurück. Diese fangen freie Radikale ab, die sonst den Alterungsprozess beschleunigen. Ein für mich wesentlicher Faktor des guten Effektes der Tasse Kaffee oder Tee ist auch der Entspannungseffekt, den man erzielt, wenn man sich mal eine Pause zwischendurch gönnen kann. Falls diese Kaffee- oder Teepause aber zusätzlich mit einer Zigarette verbunden ist oder mit einem übergroßen Stück Torte, muss man sich nach der präsentierten Studie nicht mehr fragen, was wirklich schadet – das ist meines Erachtens nun bewiesen.

Fasten – innere Wandlung oder Raubbau am Körper?

„Keine Süßigkeiten, kein Kuchen, kein Übermaß!" Jedes Jahr nach Faschingsdienstag nehme ich es mir wieder vor, es durchzuziehen – bis Ostern! Doch oft schon am Aschermittwoch abends prüft mich mein „innerer Schweinehund" und meint, dass ich nun wirklich nicht zu dick sei und mir das Ganze sparen könnte, es sei ja nur Raubbau am Körper. Hat er Recht?

Urspünglich kommt das Wort „fasten" aus dem Althochdeutschen und sei „das Festhalten an den Geboten der Enthaltsamkeit". Es ist die willentliche, völlige oder teilweise Vermeidung von Speisen, Getränken und Genussmitteln im Gegensatz zur Enthaltung oder Abstinenz bei der nur eine bestimmte Art der Nahrung, z. B. Fleisch oder Alkohol weggelassen wird. Interessanterweise können mit Fasten eine Vielzahl von Zwecken verbunden sein. In religiösem Kontext dient es der Reinigung der Seele, der Abwehr des Bösen, der Buße, dem Streben nach Konzentration und vieles mehr und wird nicht nur im Christentum, sondern auch im Islam, Judentum, Hinduismus und anderen Religionen durchgeführt. Das Heilfasten soll zu besserem Wohlbefinden und Gesundheit führen, wobei auf verschiedenen Wegen eine gezielte Darmentleerung mit Flüssigkeitsersatz durchgeführt wird. Dies sollte nicht ohne vorherige ärztliche Untersuchungen erfolgen denn, wie man sich vorstellen kann, wäre unkontrolliertes Fasten zum Beispiel für Diabetiker oder Magersüchtige wirklich Raubbau am Körper.

Auch das Ende des Heilfastens, das sogenannte Fastenbrechen, sollte dabei sehr behutsam gestaltet werden. Weil es so viele Variationen des Fastens gibt, sind die wissenschaftlich medizinischen Untersuchungsergebnisse sehr widersprüchlich. Wechselnd wird geschrieben „Fasten schadet!“, „Fasten hilft!“. Tatsache ist, dass bei vielen die Winterzeit weniger Bewegung und mehr Essen bringt, weswegen sich viele Menschen nach dem Winter matt fühlen und frühjahrsmüde werden. Sich deshalb eine Ruhepause für den Stoffwechsel zu gönnen, um wieder fit zu werden und mancher Zivilisationskrankheit vorzubeugen, macht Sinn.

Darum finde ich, ist die Fastenzeit ganz allgemein eine gute Phase, in der man den eigenen Lebensstil jährlich hinterfragen sollte, um ihn ein wenig gesünder zu gestalten und dabei nicht aufzugeben, wenn einen der „innere Schweinehund“ trotzdem immer wieder mal zu etwas Süßem treibt.

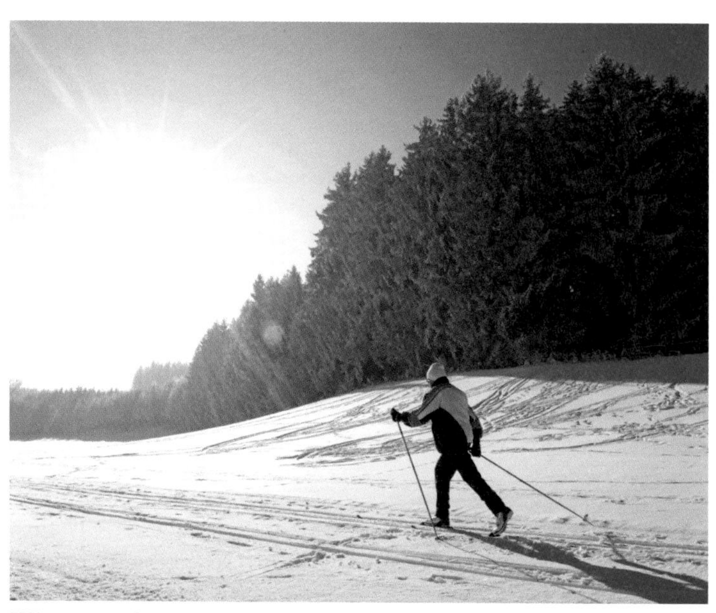

Winterzeit: besser mehr Bewegung statt mehr Essen.

Das Haltbarkeitsdatum – ab wann werden Lebensmittel richtig ungesund?

Eigentlich ist es ja ein grober Fehler, hungrig in den Lebensmittelladen einkaufen zu gehen. Aber mir geht es oft so, dass mich gerade der Hunger noch schnell vor Ladenschluss in den bis 20 Uhr noch geöffneten Supermarkt treibt, um den Kühlschrank für das folgende Wochenende voll zu bekommen. Und so wird viel zu viel gekauft, was letztlich übrig bleibt und bei näherer Betrachtung der Verpackung, ist dann schnell das Haltbarkeitsdatum abgelaufen.

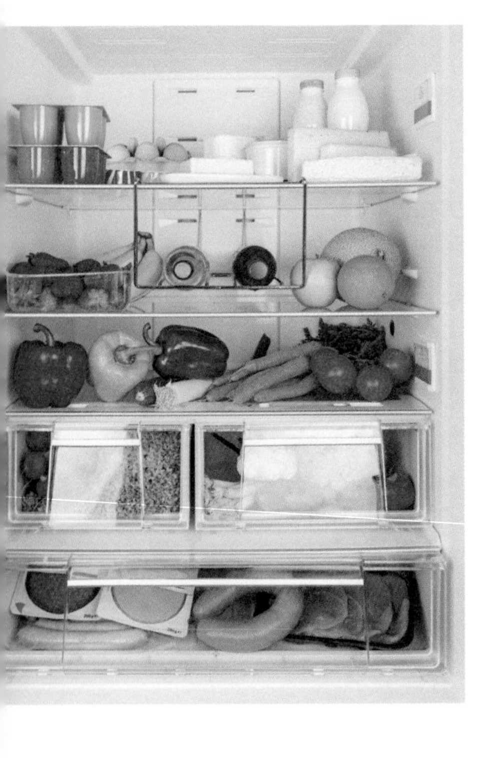

Der Verzehr eines abgelaufenen Lebensmittels macht aber unsicher, inwiefern es nun noch gesund ist oder doch schädlich. Angeblich zeigen Untersuchungen aus der letzten Zeit, dass der Bundesbürger viel zu viel und zu schnell wegwirft. Jährlich werden knapp elf Millionen Tonnen Lebensmittel als Abfall entsorgt. Davon entstammen 61 Prozent aus Privathaushalten, jeweils 17 Prozent aus Großverbrauchern wie Kantinen oder Gaststätten und 5 Prozent aus dem Einzelhandel. Andererseits werden in Deutschland mehr als 100.000 Erkrankungen gemeldet, die durch das Vorkommen von Mikroorganismen (insbesondere Bakterien, Viren oder Parasiten) in Lebensmitteln verursacht worden sein können.

Häufige Ursache von Erkrankungen sind dabei Temperaturfehler, welche das Überleben bzw. die Vermehrung von Krankheitserregern in Lebensmitteln ermöglichen. Neben der mangelhaften Kühlung bei der Lagerung ist die ungenügende Erhitzung bei der Speisenzubereitung oder beim Wiederaufwärmen von zubereiteten Speisen von Bedeutung. Weitere Fehler sind das lange Warmhalten von Speisen bei zu niedrigen Temperaturen und die zu langsame Abkühlung von erhitzten Speisen. Eine Vielzahl von Verbrauchertipps um Lebensmittelprobleme zu umgehen, gibt das Bundesinstitut für Risikobewertung, und das Robert-Koch-Institut informiert über Vermeidung von Infektionserkrankungen.

Wenn ich mich an meine Rucksackreisen als Student erinnere, hat mir immer ein Grundsatz geholfen, Lebensmittelprobleme zu vermeiden, nämlich „cook it, peel it or forget it!“, was übersetzt so viel bedeutet wie „Kochen, schälen oder vergessen!“. Mir persönlich hilft das Haltbarkeitsdatum aber nach wie vor. Wenn dieses doch beachtet wird, habe ich keine Bedenken, dass die vielleicht in zu großer Zahl eingekauften Vorräte auch mehrere Feiertage überstehen und gut schmecken werden.

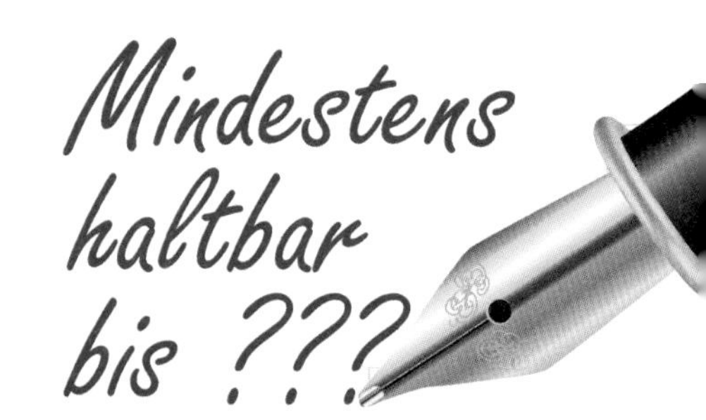

Das Füllwort „Ääh" – lästig oder informativ?

Ehrlich gesagt, mir gelingt kein frei gehaltener Vortrag ohne das eine oder andere „Ääh" oder „Ähm". Dabei befinde ich mich in guter Gesellschaft, denn der frühere bayerische Ministerpräsident Dr. Edmund Stoiber hat das offensichtlich auch nie geschafft. Während die einen sagen, das sei mangelnde Vorbereitung, meinen andere, es sei Ausdruck der Aufregung oder ein grenzwertiger Sprachfehler.

Eine gewisse Ehrenrettung für das so oft von geübten Rhetorikern geschmähte „Ääh" findet sich nun in der Analyse von zwei amerikanischen Psychologen, die schreiben, dass der „Äh-Laut" mehr sei als nur ein unästhetischer Pausenfüller. So enthält das „Ääh" neben der ausgesprochenen Aussage auch Information der so genannten zweiten Ebene. Es vermittelt Informationen über den Gedankenfluss des Sprechers und kann Hinweise auf den Wert einer Aussage enthalten: Wird etwa das „Ääh" vor eine Antwort gesetzt, weiß der Zuhörer, dass die Antwort zwar plausibel ist, aber Unsicherheiten enthält. Sprachwissenschaftler nennen das „Ääh" auch Diskurspartikel, das die Funktion habe, dem Publikum mitzuteilen, dass es gleich weitergeht – nur wisse der Redner gerade nur noch nicht genau, wie er das formulieren soll. Dieses zu vermeiden, gelingt tatsächlich nur mit Training und Üben des Vortrages.

Dass das „Ääh" aber kein Unsicherheitssignal sei, behauptet Jennifer Arnold von der University of North Carolina. So könne wiederholtes Äh-Sagen das Textverständnis der Zuhörer verbessern. Wenn das „Ääh" einem besonders schwierigen Wort voranginge, wie zum Beispiel dem Wort „Acetylsalicylsäure", dem Inhaltsstoff von Aspirin®, würde Aufmerksamkeit erzeugt und der Zuhörer könne

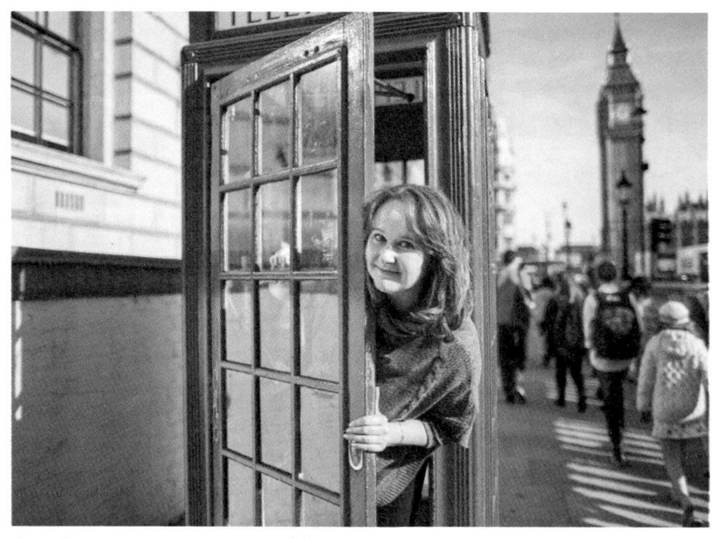

Die Briten sagen gerne „Uh“.

sich Schwieriges besonders gut merken. In einer schwierigen Diskussion kann ein langgezogenes „Äääh“ auch strategischen Nutzen haben und verhindern, dass der Gesprächspartner das Rederecht an sich reißt. Oder der Diskurspartikel „Ääh“ soll dem Gegenüber andeuten: „Ich bin einer, der besonders viel nachdenkt!“

Übrigens enthält fast jede Sprache einen ähnlichen, typischerweise dehnbaren Laut, der in die Rede eingeflochten werden kann. Die Briten sagen gerne „Uh“, die Schweden „Hm“ oder die Japaner „Anoo“. Ich werde eher beim „Ääh“ bleiben.

Käse gegen Bluthochdruck – „Käse" oder wahr?

Der Spruch „Käse schließt den Magen!" ist allgemein als Volksweisheit bekannt und gilt weithin als Rechtfertigung, ein opulentes Mahl anstatt mit Süßspeisen mit einer anderen Kalorienbombe, nämlich einer Käseplatte als Nachspeise, abzuschließen. Dass der Spruch nicht nur eine Empfindung oder Erfahrung beschreibt, konnte mit entsprechenden technischen Verfahren belegt werden. So wird durch den Genuss von Käse der Schließmuskel zwischen Speiseröhre und Magen tatsächlich straffer. Käse schließt also wirklich den Magen etwas vollständiger. Auch Zahnärzte befürworten den Abschluss eines Mahles mit Käse, denn Käse fördert den Speichelfluss und enthält Kalzium, was einem Kariesbefall vorbeugen kann.

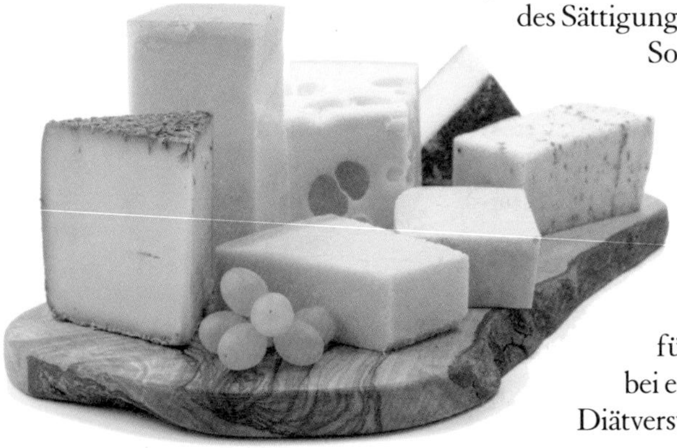

Es gibt aber auch Argumente, Käse am Anfang einer Mahlzeit zu essen: Weil die Magenpassage durch Bildung des Hormons Gastrin verlangsamt wird, bleibt die Nahrung zur besseren Verdauung länger liegen, was zu einer Verstärkung des Sättigungsgefühls führt. So kann der kalorienhaltige Käse umgekehrt zu einer verringerten Nahrungsaufnahme führen, was ja bei entsprechenden Diätversuchen hilfreich sein soll. Wer also Käse am Anfang isst, wird schneller satt.

Obwohl von salzhaltigem Käseverzehr bei Menschen mit Bluthochdruck bisher abgeraten wurde, fanden nun italienische Wissenschaftler sehr starke Argumente für den Verzehr von Parmesankäse zur Blutdrucksenkung. Verglich man Patienten mit Hypertonie, die neben ihren Blutdrucktabletten täglich 30 Gramm der Hartkäsesorte Grana Padano zu sich nahmen mit Hochdruckpatienten, die keinen Käse aßen, zeigte sich in der Käsegruppe ein im Mittel um fast 10 mmHg niedrigerer Blutdruck. Der Unterschied war nach sieben bis acht Wochen Dauer der „Therapie" statistisch signifikant.

Allerdings musste der Käse schon gewisse Qualitätskriterien und Reifegrade erfüllen. Er musste mindestens mittelalt sein, so etwa 9 bis 12 Monate. Erst dann entsteht die richtige Konzentration von bestimmten Eiweißen, die ähnlich wirken wie bekannte Blutdruckmittel, nämlich die sogenannten ACE-Hemmer. Wer also bisher geglaubt hat, dass das Ge-

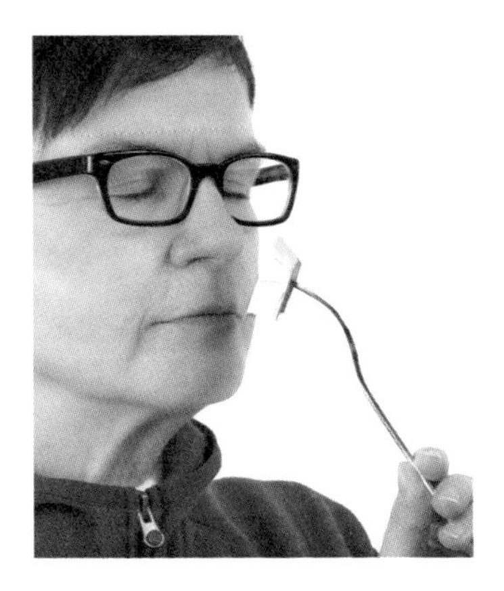

sunde am Käse die Löcher sein sollen, liegt nunmehr bewiesenermaßen falsch!

„Käse" ist aber der Gedanke, mit Unmengen Parmesan seinen zu hohen Blutdruck „natürlich" in den Griff zu bekommen, seine Zähne mit Käse zu putzen oder mit schlank machendem Genuss von viel geruchsintensivem Limburger attraktiver werden zu können.

Gesunde Zähne – gesundes Herz

Es ist schon bemerkenswert, wie ein Mensch durch eine vielleicht ein mal einen Zentimeter große kranke Struktur in seinem Mund, nämlich einen „eitrigen Zahn" vollkommen außer Gefecht gesetzt werden kann. Wenn der Zahnarzt endlich die Schmerzen nehmen kann, ist man geneigt, ihn, zumindest vorübergehend, als seinen besten Freund zu bezeichnen.

Kranke Zähne können aber nicht nur Schmerzen bereiten, sondern viel schwerwiegendere Probleme machen. Chronisch entzündete Zähne können das Herz aus dem Takt bringen oder Ursache für permanente Herzbeschwerden sein. Bei chronischer Entzündung der Zähne und ihrem umliegenden Zahnfleisch, also der Parodontitis, können Bakterien aus tiefen Zahnfleischtaschen über das Blut permanent das Herz attackieren und die Ursache für Herzerkrankungen sein.

An den Herzklappen anhaftende Bakterienklumpen können die Klappen zerstören, zu einer sogenannten Endokarditis führen und eine lebensbedrohliche Situation darstellen. Kürzlich hat eine amerikanische Studie gezeigt, dass Menschen mit Parodontitis doppelt so häufig an Herzerkrankungen leiden wie jene ohne Zahnprobleme. Risikofaktoren wie Übergewicht, Bluthochdruck und hohen Cholesterinspiegel hatten die Wissenschaftler dabei schon herausgerechnet.

Es gibt auch noch andere Krankheiten, die mit kranken Zähnen einhergehen können. So kann auch das Risiko für einen Schlaganfall infolge einer Zahnbettentzündung höher sein, lässt sich bei Diabetikern der Blutzucker schwieriger einstellen und es kann bei Schwangeren das Risiko einer Frühgeburt erhöht sein. Schwedische Wissenschaftler geben sogar vor, anhand der Zahl der Zähne im Mund das Herzinfarkt-Risiko eines Menschen abschätzen zu können. Ein Mensch, der weniger als zehn eigene Zähne im Mund hätte, sei einem sieben Mal höheren Risiko ausgesetzt, an einer Herz-Kreislaufkrankheit zu sterben, als ein gleich alter Mensch mit mindestens 25 Zähnen.

Die Zähne geraten mehr und mehr in den Fokus der Kardiologen, weil die Arterienverkalkung als Folge einer chronisch-entzündlichen Veränderung der Gefäßinnenhaut angesehen wird und diese auch durch eine Parodontitis verstärkt werden kann.

Das heißt jetzt aber nicht, dass in der Urlaubszeit aus Angst vor einem Herzinfarkt von einem kühlen aber zuckerhaltigen Eis abgeraten werden muss. Aber es wäre empfehlenswert, neben der Badehose auch die Zahnbürste im Urlaubsgepäck nicht zu vergessen!

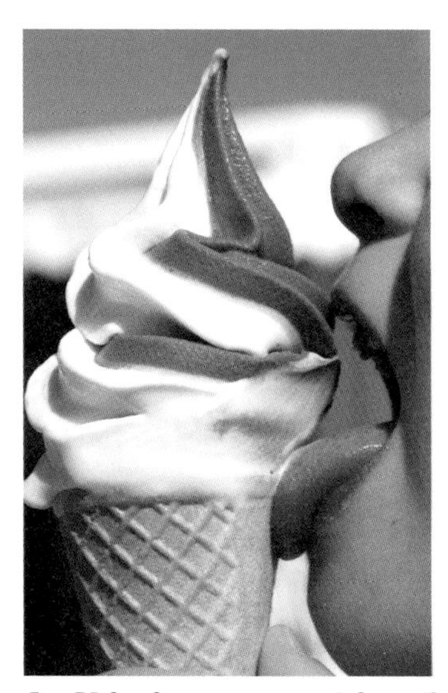

Im Urlaub muss man nicht auf Eis verzichten.

Darmbakterien – lebensnotwendige „Stinktiere"

„Man ist was man isst!" – wer kennt diesen Spruch nicht, der doch aussagt, dass einen die Ernährung nicht nur dahingehend gestaltet, dass man dick oder dünn ist, sondern vielfach auch, ob man krank oder gesund ist.

Neben der Zusammensetzung und Menge der aufgenommenen Nahrung ist aber auch die Art und Weise der Verdauung für unser Wohlbefinden wichtig. Dass dabei die Darmbakterien eine ganz entscheidende Rolle spielen, zeigt sich in immer mehr wissenschaftlichen Untersuchungen. Das sogenannte Mikrobiom ist die Gesamtmenge unserer Darmbakterien und besteht aus mehr als 100 Billionen Mikroben. In einem Gramm Stuhl leben mehr Bakterien als es Menschen auf der Erde gibt. Die Darmflora ist sehr vielfältig zusammengesetzt und ist dennoch für den einzelnen Menschen charakteristisch. Man braucht die Bakterien als Verdauungshelfer, denn sie produzieren Enzyme, Eiweiße, die zur Nahrungszersetzung vor allem für Ballaststoffe erforderlich sind. Sie gelten auch als Helfer im Immunsystem und sorgen für einen gesunden Aufbau der Körperabwehr. Durch Verbesserung der Zusammensetzung der gesunden Darmflora können krankheitserregende Darmbakterien besser abgewehrt werden.

Leider machen Antibiotikatherapien nicht Halt davor, die gesunden Darmbakterien mit zu zerstören, weswegen diese Medikamente oft Durchfall als Nebenwirkung erzeugen. Man kann dieser Nebenwirkung durch zusätzliche Gabe von sogenannten Probiotika, also aus Joghurtextrakten gewonnenen gesunden Bakterien in Kapselform vorbeugen. Interessanterweise kann sich die Zusammensetzung der Darmflora sehr schnell, innerhalb von nur einem Tag ändern, wenn man zum Beispiel von Pflanzen- auf Fleischnahrung wechselt.

Das Mikrobiom soll sogar mit unserem Gehirn wechselwirken, denn die Bakterien können neurologisch aktive Substanzen wie die Glückshormone Dopamin und Serotonin produzieren. Sie kommen durch die Darmwand ins Blut und können somit die Stimmungslage und psychische Leiden verändern. Man findet immer mehr Erkrankungen, die in ihrem Verlauf durch Darmbakterien beeinflusst werden können.

Unter anderem sollen chronisch entzündliche Darmerkrankungen, Diabetes, Übergewicht, Depressionen und sogar multiple Sklerose durch die Darmflora modifiziert werden. Nahrung mit wenig Ballaststoffen und viel tierischem Fett kann die Vielfalt der Darmkeime verringern und Bakterien vermehren, die Stoffe herstellen, die das Risiko einer Arteriosklerose und damit für Herzinfarkt, Schlaganfall und Herzleistungsschwäche erhöhen. Bei schwersten Darminfektionen kann man heutzutage sogar effektiv eingreifen, indem die Darmflora durch eine sogenannte Fäkaltransplantation ausgetauscht wird.

Nicht nur damit einem diese etwas unappetitliche Behandlungsform erspart bleibt, lohnt es sich, sich hinsichtlich der Optimierung seiner Darmflora gesund zu ernähren und vielleicht einmal eine Ernährungsberatung in Anspruch zu nehmen.

Das Wetter – Erklärung für Krankheit, oder nicht?

Wenn man den Laien fragt, was wohl Ursache seiner Erkrankung sei, wird häufig einer der drei folgenden Gründe genannt: Man habe etwas Schlechtes gegessen, hätte viel Stress gehabt oder – das Wetter ist schuld! Der Föhn, der Klimawandel oder „die Hitz", egal welches Wetterphänomen vorliegt, anscheinend kann jede Variante irgendwen krank machen. Unzweifelhaft hat das Wetter Einfluss auf den menschlichen Körper. So wirken sich Wetterwechsel bei Patienten mit Herz-Kreislauf-Krankheiten viel ungünstiger aus. Besonders wenn sich Warmluft in der Höhe findet, das sogenannte Aufgleiten kommt, beeinträchtigt das die Befindlichkeit dieser Menschen. Föhnwetterlagen machen nicht nur Kopfschmerz, sondern mit den plötzlich warmen Luftströ-

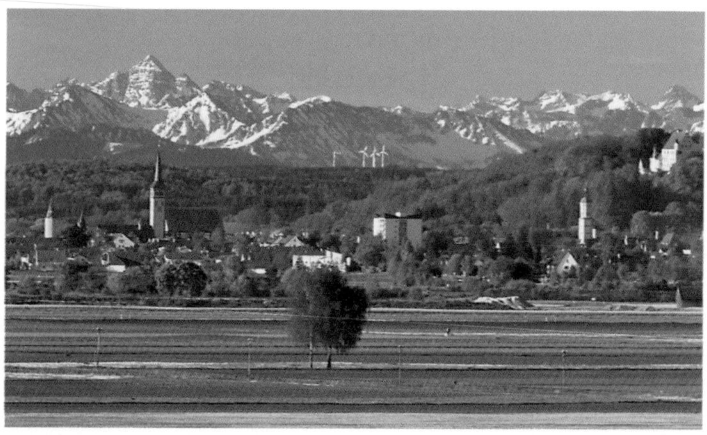

Föhnwetter: vorne die Kreisstadt Mindelheim und im Hintergrund die Alpenkette.

men werden auch Herz, Kreislauf und Psyche so belastet, wie bei extremen Temperaturen.

In einer umfangreichen britischen Studie konnte nun gezeigt werden, dass der Klimawandel nicht unbedingt nur Schlechtes mit sich bringen muss. So soll sich zumindest eine moderate Klimaerwärmung auf die menschliche Gesundheit und vor allem auf die Lebenserwartung günstig auswirken. Während die Hitzetoten in den letzten Jahren zahlenmäßig unverändert blieben, sei die Zahl der Kältetoten zurückgegangen. Die Studie warnt aber auch vor den Gefahren wärmerer Zeiten, die die Gesundheitsbehörden vor neue Aufgaben stellen. So dürfte das Salmonellenrisiko durch unzureichend gekühlte Speisen anwachsen, schwerer Regen könnte die Reservoirs von Trinkwasser für Bakterien anfälliger machen. Auch steigere die kräftigere Sonneneinstrahlung die Gefahr von Hautkrebs. Man darf durchaus gespannt sein, wie sich die Gesundheit mit dem Klimawandel letztlich entwickelt. Meines Erachtens werden noch viele Studien mit durchaus widersprüchlichen Resultaten zu erwarten sein. So wechselnd, wie das Wetter eben ist.

Da man einen nicht unwesentlichen Teil seines Lebens in seiner Wohnung verbringt, sollte man sich auch um das Raumklima Gedanken machen. Denn das kann man aktiv beeinflussen, das Wetter nicht. Frische Luft fördert Wohlbefinden, Schlaf, sowie Konzentrations- und Leistungsfähigkeit. Zugfreie Raumluft beugt Erkältungen vor und mit Feinfiltern, die Feinstaub und Blütenpollen abfangen, können auch Allergiker aufatmen.

Mir ist übrigens ein funktionierendes Insektengitter für das Raumklima das Wichtigste – denn das Wetter kann sein wie es will – eine Fliege oder Mücke im Schlafzimmer dient keinesfalls meiner Gesundheit!

Ein Unterschied zwischen Mann und Frau – das Herz!

Eigentlich ist die Sache ja klar: Das Herz der Frau ist kleiner als beim Mann, wird beim Anblick von Kinderaugen größer und schlägt schneller, wenn Adonis ihren Weg kreuzt. „Frauenherzen schlagen anders“ ist seit Anfang der 90er Jahre der populäre Slogan US-amerikanischer Kardiologinnen, die Erkenntnisse der geschlechtsspezifischen Herz-Kreislauf-Forschung bekannt geben.

So zeigt die Statistik, dass nicht, wie oft vermutet der Brustkrebs, sondern inzwischen Herz-Kreislauf-Erkrankungen die Haupttodesursache bei deutschen Frauen sind. Doch das Bewusstsein von Frauen für diese Erkrankungen ist gering – viele Frauen unterschätzen sowohl die Auswirkungen von Herz-Kreislauf-Erkrankungen als auch ihr eigenes Risiko für eine solche Krankheit bei weitem. Vielfach macht sich die Ehefrau mehr Sorgen um den rauchenden Gatten als dass sie sich durch Passivrauchen selbst in Gefahr sieht. Dabei wirken sich

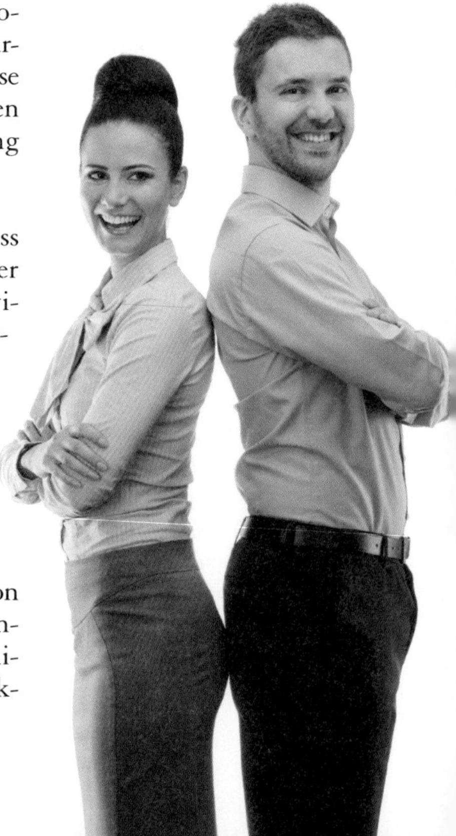

bei ihnen sogar manche Risikofaktoren wie zum Beispiel Rauchen und Diabetes für Herz-Kreislauf-Erkrankungen stärker negativ aus als bei Männern, denn Frauenherzen ticken sprichwörtlich anders.

Leider werden auch Herzinfarkte bei Frauen eher verkannt als bei Männern. Das liegt zum Teil daran, dass die Infarktsymptome bei Frauen häufiger untypisch sind: Sie leiden eher unter Atemnot, haben Bauchschmerzen oder sind schnell erschöpft und die klassischen Brustschmerzen fehlen. Deswegen kommen Frauen nach Symptombeginn eines Herzinfarkts im Durchschnitt erst zweieinhalb Stunden später in die Klinik als Männer.

Doch nicht alles ist schlechter an Frauenherzen. Mit einer Herzleistungsschwäche haben Frauen die bessere Prognose als Männer, weil ihre Anpassungsmechanismen besser funktionieren. Und wenn die Aortenklappe, die quasi die Haustür des Herzens darstellt, verkalkt, passt sich das Frauenherz ebenfalls besser an und profitiert eher von einer Operation als das Männerherz.

Es spricht häufig auch auf Medikamente schneller und besser an, nimmt aber auch eher Schaden, wenn die Medikation nur nach dem Motto „Die Frau ist ein kleiner Mann“ ausgerechnet wird. Basierend auf den Erkenntnissen setzt nun in der Medizin ein Trend zur speziellen Medizin der Geschlechter ein, weil Männer und Frauen nicht für alle Diagnosen und Therapien gleich gestrickt sind. Aber eigentlich sollte diese Sache doch klar sein.

Wenn „Magenschmerzen" unerkannt vom Herzen kommen, kann es gefährlich werden!

„Herr Doktor, immer wenn ich schneller Treppen steige, muss ich ganz stark rülpsen – kann das vom Herz kommen?" Bei aller meiner Kenntnis der Herzmedizin hielt ich das für ziemlich unwahrscheinlich und empfahl eine eingehende Abklärung des Magen-Darm-Traktes.

Überraschenderweise konnte eine Magenspiegelung überhaupt nichts Auffälliges zeigen, wohingegen eine Herzkatheteruntersuchung eine hochgradige Verengung eines Herzkranzgefäßes offenbarte. Der Patient stand tatsächlich kurz vor einem Herzinfarkt! Beweisend war, dass er nach der letztlich erfolgreichen Erweiterung dieser Herzkranzgefäßverengung mit einem Ballon und einer Gefäßstütze, einem sogenannten Stent, beim Treppensteigen nicht mehr rülpsen musste. Obwohl ich über diesen speziellen Fall auch überrascht war, finden sich viele Patienten, die mehr Sorge um ihren Magen haben, als an eine Herzerkrankung zu denken. Auf einem altägyptischen Papyrus steht schon die eigentlich typische Herzinfarktsymptomatik geschrieben: „Wenn du einen Mann siehst, dessen Brust schmerzt und der auch unter Schmerzen an seinem Oberarm und seinem Magen leidet, so sollst du ihm sagen, dass der Tod ihm naht."

So weit muss man heutzutage nicht mehr gehen, denn es gibt wunderbare Vorbeugungs- sowie Behandlungsmethoden und fast jeder hat einmal Magenschmerzen. Es muss aber abgeraten werden, Magenprobleme ohne Absprache mit einem Arzt selbst zu behandeln. Magenbeschwerden, die bei Belastung auftreten, können auf eine schwerwiegende Herzerkrankung hinweisen.

Gerade bei Frauen kann sich ein Herzinfarkt untypisch, andersartig ankündigen, nämlich durch Magenschmerzen, Verdauungs- und Schlafstörungen oder Atemnot. Andererseits befürchten viele Patienten, die ein Herzleiden überstanden haben, dass die zwingend notwendigen Tabletten eher ihren Magen schädigen, als dass sie Vertrauen haben, dass die Medikamente dem Herzen helfen.

Vielfach geht aber die Herzgesundheit tatsächlich über den Magen. So haben Kardiologen in Oxford an 300.000 Teilnehmern einer Studie wissenschaftlich zeigen können: „Je mehr Grünes im Magen, desto besser für das Herz.“ Was sich nach einer Binsenweisheit anhört, ist das Ergebnis jahrelanger Auswertungsarbeit.

Sollte Ihnen also Ihr Arzt nach eingehender Vorsorgeuntersuchung beste Herzgesundheit bestätigen, können Sie das ja mit einem üppig grünen Festmahl feiern – dann wissen Sie wenigstens, dass es der Magen ist, wenn es weh tut.

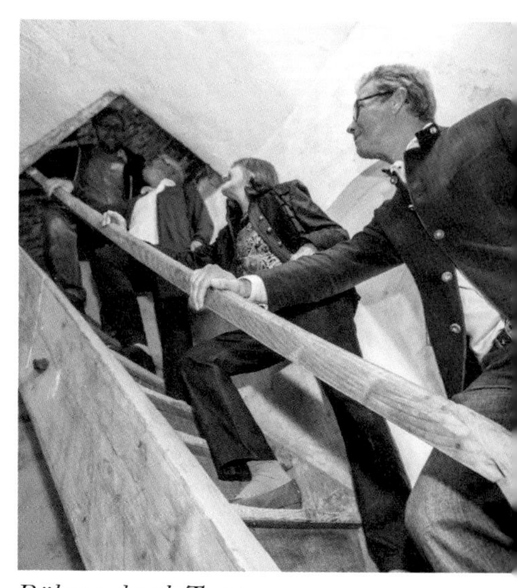

Rülpsen durch Treppensteigen?

Der „Weihnachtslieder-Ohrwurm"

In der Adventszeit passiert es mir immer wieder, dass ich in ein Geschäft gehe und ein Weihnachtslied höre, das mir den ganzen Tag nicht mehr aus dem Ohr geht. Geradezu quälend und zur Situation teilweise völlig unpassend trällert es in meinem Kopf „Lasst uns froh und munter sein….", auch wenn gar kein Anlass dazu ist. Der typische Ohrwurm hat mich also erfasst, den fast jeder kennt und der bedeutet, dass eine einmal gehörte Musik plötzlich wieder präsent ist und wie eine Endlosschleife nicht mehr aus dem Ohr geht.

Forscher vermuten, dass dieses Phänomen entstehen kann, wenn unser Gehirn bei entspannter Atmosphäre Musik wahrnimmt - praktisch gesehen, wenn sich unser Gehirn gerade langweilt. So sei man am anfälligsten für einen Ohrwurm, wenn man fröhlich gestimmt ist und sich nicht mit schwerer geistiger Tätigkeit beschäftigt. Ohrwürmer entstehen zu mehr als 70 Prozent in Alltagssituationen wie Abwaschen und Aufräumen beziehungsweise in Leerlauf- und Wartephasen. Prädestiniert sind zu 60 Prozent Musikstücke, die einem bekannt sind. Dass ein erstmals gehörter Titel Ohrwurmstatus bekommt, ist nur zu 25 Prozent wahrscheinlich. Zudem sind es eher Melodien, die einem gefallen und eher Musik, die mit Text verbunden ist als reine Instrumentalstücke. Vom Institut für Musik aus Kassel wird berichtet, dass Musik immer dann unwillkürlich aufgerufen wird, wenn sie parallel zum Hören mit einer starken positiven oder negativen Bewertung verbunden war. Welches Musikstück bei jemandem zum Ohrwurm werden kann ist ebenso unmöglich vorhersagbar wie die Dauer.

Manchmal verschwindet das Phänomen nach einigen Minuten, in Einzelfällen kann man von der immer wiederkehrenden Melodie im Kopf allerdings bis zu drei Wochen heimgesucht werden. Um den Ohrwurm wieder loszuwerden, ist es schlechter, sich abzulenken, als den Ohrwurm Ohrwurm sein zu lassen. So hatten laut einer Studie aus England erstere den Ohrwurm für 40 Minuten, die letzteren waren ihn dagegen

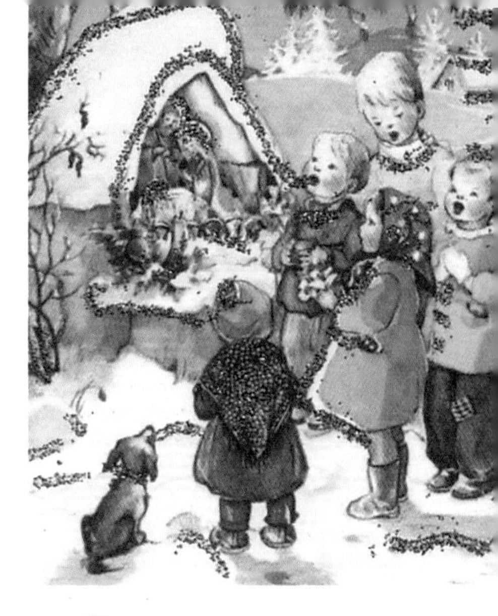
Fröhliche Weihnachten

nach durchschnittlich 22 Minuten wieder los. Weihnachtslieder erfüllen nun die Kriterien für einen Ohrwurm ziemlich gut, was man sich in der Werbe- und Verkaufspsychologie zu Nutze macht. Seit man aber weiß, dass wohlklingende Musik, was Weihnachtslieder in der Regel sind, in der Lage ist, den Blutdruck zu senken, die Herzfrequenz zu verringern und Herz-Kreislauf-Erkrankungen günstig zu beeinflussen, macht es mir keine Probleme mehr, in der Adventszeit immer wieder auch tagsüber den Ohrwurm „Stille Nacht, heilige Nacht“ ausgelöst zu bekommen.

Winterdepressionen – die energetische Wirkung des Lichtes

Morgens im Dunkeln in die Arbeit und abends im Dunkeln nach Hause – im Winter macht die anhaltende Dunkelheit nicht immer Freude. Im Gegenteil, sie kann sogar depressiv machen. Winterdepressionen sind ein stehender Begriff in der Nervenheilkunde. Interessanterweise finden sich dabei neben einer typischerweise bedrückten Stimmung auch Symptome wie Verlängerung der Schlafdauer, verstärkter Appetit auf Süßigkeiten, entsprechend einem Kohlehydratheißhunger und Gewichtszunahme. Damit sind viele Menschen nach Weihnachten geplagt.

Bei der saisonal unabhängigen Depression treten eher Appetitlosigkeit, Gewichtsabnahme und Schlafverkürzung auf. Für die Winterdepression werden verschiedene Ursachen diskutiert. Offensichtlich produzieren bei Dunkelheit Gehirnzellen zu wenig Serotonin. Dies ist ein eher glücklich machendes Hormon, das über die innere Uhr tageszeitabhängig und in den Wachphasen verstärkt ins Blut abgegeben wird. So kann übrigens ein Konsum serotoninreicher Genussmittel, wie beispielsweise Schokolade oder Bananen zu einer die Stimmung aufhellenden Wirkung führen.

Die innere Uhr wird über den Lichteinfall ins Auge synchronisiert. Neben Serotonin spielt im Winter auch ein anderes Hormon eine Rolle. Die Zirbeldrüse, ein kirschkerngroßes Nervenbündel in der Mitte des Gehirns, produziert das Schlafhormon Melatonin (wörtlich: „Schwarzmacher"). Der Serotoninmangel macht also depressiv, veranlasst einen diesen durch Schokoladengenuss zu kompensieren, was wiederum genauso dick macht, wie dem durch Melatonin verursachten Dauerschlafbedürfnis nachzugeben. Den Körper in einer nahrungsarmen und unwegsamen Winterzeit fast ganz herunterzuschalten, ist für manche Tiere eine sinnvolle Strategie, sie machen Winterschlaf. Der Mensch in der heutigen Zeit muss das ganze Jahr seine Leistung bringen, weswegen das keine sinnvolle Option sein kann. Diese Diskrepanz – der Körper sehnt sich nach einer Pause, unser Arbeitgeber nicht – schlägt vielen auf die Stimmung: ein weiterer Grund für die Winterdepression. Licht macht wach und fit, gibt Energie und macht gute Laune. Das beste Gegenmittel ist, möglichst oft im Tageslicht an die frische Luft zu kommen. Und wenn einem das in der Arbeitswelt nicht möglich ist, kann man zumindest der leichten Winterdepression Einhalt gebieten, indem man zum Frühstück eine Banane isst und dabei alle verfügbaren Lampen einschaltet.

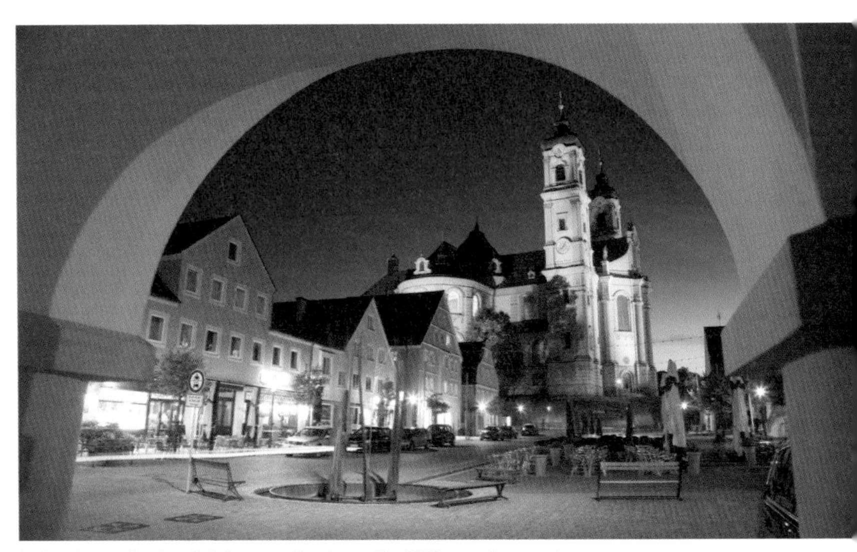

Die Energie des Lichtes reduziert die Winterdepression.

Sportverletzungen – wer Pech hatte, braucht P.E.C.H.!

Auf Nachfrage, wie das denn passiert sei, bekomme ich fast immer die Antwort: „Herr Doktor, das ist dumm gelaufen." Natürlich, es wäre ja auch das erste Mal, wenn eine Sportverletzung ein richtig gutes Ereignis gewesen wäre.

Im Winter werden verletzungsträchtige Sportarten, wie zum Beispiel Skifahren, Schlittschuhlaufen oder Tanz mit Pfennigabsätzen beim Faschingsball gerne und ausgiebig durchgeführt – und das ist ja auch gut so, denn der Gewinn für die Gesundheit ist wesentlich größer als die Gefahr.

Dennoch verletzen sich pro Jahr in Deutschland bis zu zwei Millionen Menschen pro Jahr beim Freizeitsport. Mit steigender Tendenz! Ursachen dafür sind die wachsende Zahl von Sportlern, die dem Trend zu Modesportarten mit erhöhtem Verletzungsrisiko nachgehen und eine vermehrte Risikobereitschaft. Wer ist nicht gelegentlich einmal versucht, zumindest ein bisschen, einem von einer österreichischen Getränkefirma gesponserten High Speed Profi nachzueifern, sei es auf Ski, auf dem Fahrrad oder Mountainbike oder am Steuer seines Autos.

Leider ist man mit und nach durchschnittlich acht Stunden Bürotätigkeit körperlich aber auch geistig darauf ganz und gar nicht vorbereitet. Vorbereitende Fitnessübungen, langweilige Dauerläufe oder schmerzhafte Dehnübungen werden genauso vernachlässigt wie die sportspezifische Ernährung und die Entspannung vor der sportlichen Anspannung. So wird der Weg vom Schreibtisch zum Fitness-Parcours immer wieder zur Gesundheitsfalle. Führend sind nach dem ner-

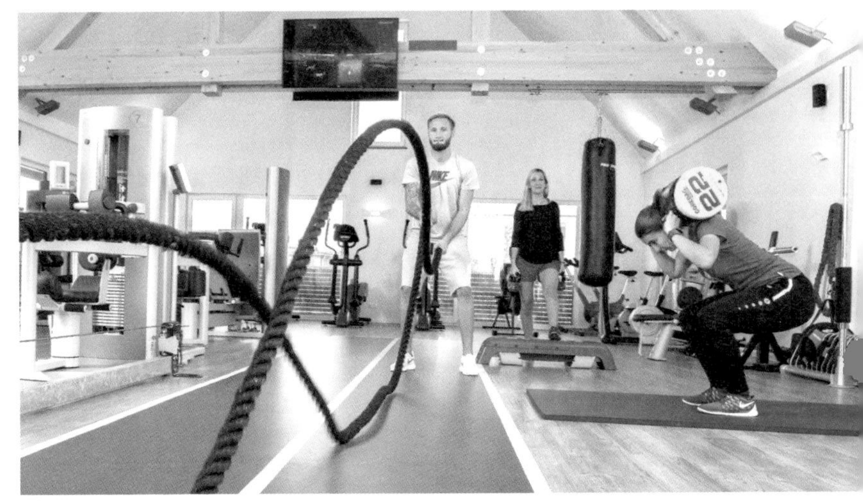

Gesundheitszentren stehen im Unterallgäu für Gesundheitskompetenz.

vigen Muskelkater Prellungen (35 Prozent), Brüche und Verrenkungen (28 Prozent) sowie Verletzungen von Bändern und Muskeln (21 Prozent). Hat man trotz bester Vorsichtsmaßnahmen das Pech einer Verletzung, gilt für die Erstversorgung die P.E.C.H.-Regel (= Pause, Eis, Compression/Druck, Hochlagerung). Sie lindert die Schmerzen und verringert die Einblutung, Schwellung und Entzündungsreaktion. Zudem sollte man ohne Angst die Verletzung einem Arzt zeigen, denn dessen oberster Behandlungsgrundsatz ist die schnelle Wiederherstellung der sportlichen Mobilität!

Nochmals aber: Das Risiko beim Sport ist relativ gering, denn wussten Sie, dass ein Mensch in Deutschland durchschnittlich nur noch 800 Meter Wegstrecke pro Tag durch Körperkraft oder zu Fuß zurücklegt? Darum finde ich, ist das Risiko durch Unbeweglichkeit und Unsportlichkeit Herz-Kreislauf-Erkrankungen zu bekommen, wesentlich größer als auf 800 Meter Wegstrecke zu verunglücken.

Im Frühjahr sinkt die Zahl der Morgenmuffel!

Frühling: die Tage werden wieder länger, die Luft wird wärmer, Blumen fangen an zu blühen und es zeigt sich das erste Grün. Darüber ist man in der Regel sehr erfreut und befindet sich in einem regelrechten „Hoch", den bekannten Frühlingsgefühlen. Diese werden einerseits durch das zunehmende Licht auf hormonellem Wege stimuliert, andererseits haben Untersuchungen gezeigt, dass sich das vegetative Nervensystem in dieser Zeit in einem heftigen Erregungszustand befindet. Der Frühlingsbeginn beeinflusst offensichtlich in erheblichem Maße die nervösen Steuerungsmöglichkeiten. An der Universitätsklinik Basel konnte gezeigt werden, dass es über das ganze Jahr gesehen etwa gleich viele Frühaufsteher und Spätbettgeher gibt – nur im Frühjahr sinkt die Zahl der Letzteren, den sogenannten Morgenmuffeln auf die Hälfte. Leider nehmen durch das angespannte vegetative Nervensystem in dieser Zeit auch die allgemeine Nervosität und psychosomatische Beschwerden zu.

Viele macht der Frühling müde. 54 Prozent der Männer und 60 Prozent der Frauen erwischt die Frühjahrsmüdigkeit. Weil der Winter an den körperlichen Reserven gezehrt hat, weil man sich häufiger mit Infekten auseinandersetzen musste und weil man weniger Bewegung hatte, zahlt man of-

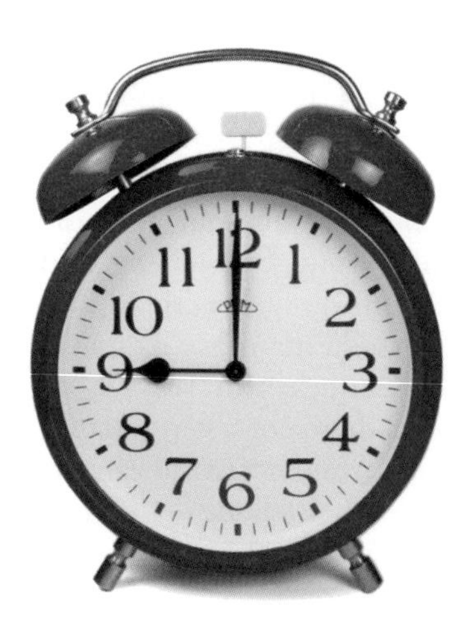

fenbar im Frühjahr den Tribut. Die Umstellung der Temperaturen und Lichtverhältnisse verlangt dem Körper viel ab: Stoffwechsel und Hormonhaushalt müssen angepasst werden, durch die wärmere Luft weiten sich die Blutgefäße, weshalb der Blutdruck sinkt. Der Schilddrüse gönnt der Körper im Frühjahr etwas Ruhe, so dass der Energiestoffwechsel zurückgefahren wird. Zum Ausgleich steigert sich der Aufbaustoffwechsel. Kinder wachsen zwischen März und Juni besonders viel.

So vielfältig die Ursachen der Frühjahrsmüdigkeit sind, so vielfältig sind auch die möglichen Gegenmaßnahmen. Hilfreich ist jede Form der Bewegung an der frischen Luft, zum Beispiel Wandern oder Radfahren. Die körperliche Beanspruchung steigert das Anpassungsvermögen. Wem es zusagt, dem können Rosmarinbäder und regelmäßige Saunagänge helfen, den Wetterkapriolen des Frühjahrs entgegenzutreten. Dabei sollen 60 Grad als Trainingsreiz völlig ausreichen, sagen die Bäderexperten. Auch die Thesen der Kneipp'schen Gesundheitslehre zu beachten, sind in diesem Zusammenhang recht hilfreich.

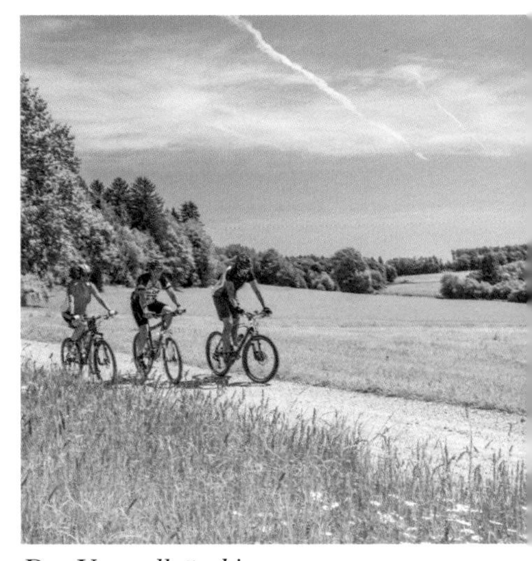

Das Unterallgäu bietet unzählige Fahrradwege.

Doch trotz dieser Maßnahmen: Wenn einem als Morgenmuffel das Aufstehen zur Arbeit über das ganze Jahr nicht leicht fällt, dann finde ich, ist es besser, es scheint morgens die Sonne, als dass es schneit und dunkel ist.

Geschwätzigkeit und Neugierde – biologischer Sinn?

Die Geschwätzigkeit in den Zeiten des Internets scheint mittlerweile alle Grenzen überwunden zu haben. Jede noch so große Peinlichkeit kann in öffentlich einsehbaren Webseiten dargestellt und verfolgt werden. Jeder, der meint es zu müssen, kann sein Tagebuch vor allen ausbreiten. Egal wie viele es interessiert, es wird grenzenlos gebloggt und gepostet, wie es im Computerdeutsch, einer Mischung aus Deutsch und Englisch, auf „Denglisch" eben heißt.

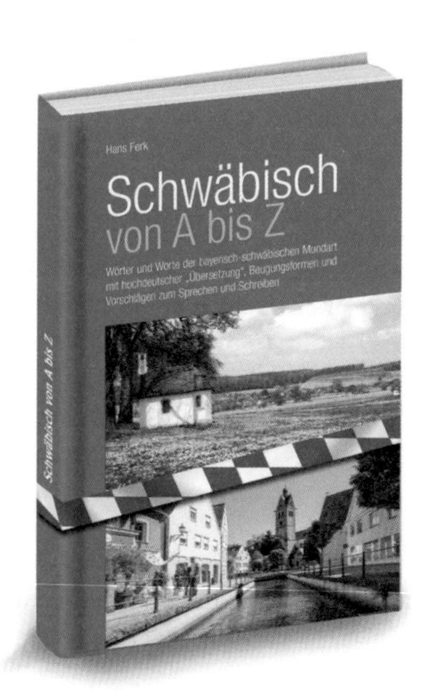

Mit „Mund- und Lebensart" beschäftigt sich Hans Ferk aus Memmingen.

Der biologische Sinn der Geschwätzigkeit mag sich vielleicht aus einer Studie an Elefanten erschließen lassen, denn Elefanten sind sehr mitteilsam. Im Gegensatz zu Menschen findet deren Kommunikation jedoch zu einem großen Teil im nicht hörbaren Bereich statt. Diese Studie aus dem Zoo von San Diego hat zeigen können, dass eine übermäßige Geschwätzigkeit in einer sozialen Gemeinschaft den Stellenwert einer Rangposition verbessern oder zumindest festigen kann.

So sei es sehr wichtig, durch wache Neugierde stets auf dem Laufenden zu sein, wie sich in der Gemeinschaft die Rangordnung verändert. Genauso ist es wichtig, stets seinen Stellenwert zu kommunizieren und gegebenenfalls damit die Rangposition zu verbessern. Bei den mit Infraschalldetektoren ausgestatteten Elefanten hatte sich gezeigt, dass die besonders kommunikativen Tiere wesentlich bessere Fortpflanzungschancen hatten als die wortkargen Schweiger.

Von der Geschwätzigkeit muss die Mitteilsamkeit abgegrenzt werden. Letztere kann beim Menschen nämlich durchaus heilende Wirkung haben. Wer sich etwas von der Seele reden und seine Probleme verbalisieren kann, dem kann eher geholfen werden. Die Prognose von Menschen mit Depressionen oder Burnout ist deutlich besser und die Erkrankung wesentlich besser behandelbar, wenn sich die Erkrankten mitteilen und über ihre Sorgen reden können. Darüber hinaus ist oftmals die wieder erweckte allgemeine Neugierde ein gutes Zeichen für eine überwundene depressive Stimmungslage.

Übrigens: Abhängig von regionalen Gegebenheiten muss auch die Geschwätzigkeit nichts Negatives sein. In südwestdeutschen Mundarten kann man sogar sprachwissenschaftlich wertneutral „schwätzen“ mit „reden“ gleichsetzen. Trotzdem beruhigt das Ergebnis einer Berliner Dissertation: Obwohl die mediale Verbreitung der Geschwätzigkeit derzeit ihren vorläufigen Höhepunkt erreicht, hat sie in den letzten 2000 Jahren nicht nachweisbar zugenommen.

Zur Prüfung – Gehirndoping oder Gehirnjogging?

Mein großes Mitgefühl gilt den vielen Schülern, die für ihr Abitur „büffeln". Es ist schon nervig, wenn unzählige Lateinvokabeln oder Mathematikformeln einfach nicht in den Kopf rein wollen. Noch mehr lernen geht nicht oder will man nicht, das Buch unter das Kopfkissen zu legen, funktioniert nicht und mit guter Luft wird es auch nicht besser.

Gerade auf der Zielgeraden zur Prüfung fragen deswegen viele nach Hilfe durch Chemie oder Medikamente. Das gilt übrigens nicht nur für Abiturienten. Manchmal wird mit Unmengen von Kaffee oder Cola die Nacht zum Tag gemacht, weil man gelesen hat, dass gesüßtes Coffein als sogenannter Brainbooster verwendet werden kann. Wenn man das nicht nur für einen kurzen Zeitraum macht, kann das gründlich schief gehen. Dadurch ausgelöste Kopfschmerzen und Schlaflosigkeit können der beabsichtigten Steigerung der Gehirnleistung ziemlich krass entgegenwirken. Einer Studie der Hochschulinformations-Gesellschaft an etwa 8000 Studenten hat nun gezeigt, dass Medikamentenmissbrauch sogar mit Substanzen, die unter das Betäubungsmittelgesetz fallen, bei bis zu 8 Prozent der Studierenden versucht wird. Ärzte und Krankenkassen warnen ausdrücklich davor, den im Internet veröffentlichten Rezepturen unkritisch zu folgen und am Hausarzt vorbei irgendwelche Stoffe aus dem Bereich der Psychopharmaka einzunehmen.

Lang anhaltende Schäden können die Folge sein. Wesentlich effektiver und gesünder ist nach Erkenntnissen der Lerntheoretiker Gehirnjogging: Lernen muss trainiert werden. Zeitlich geballtes Lernen wenige Tage vor den Prüfungen bringt meist weniger als regelmäßig wiederholtes kurzes Lernen. Lernen darf nicht mit negativen Dingen verbunden sein. Wer sich ärgert, dass er für die lästige Prüfung lernen muss, wird sich hart tun. Die Motivation ist entscheidend, besonders wenn einem die Zeit davonläuft. Wenn einen also Mathematik, Latein oder das vorgegebene Ziel nicht interessieren, hilft kein Training und erst recht keine Pille.

Auch die Lernumgebung, in der Bibliothek oder gemütlich zuhause, kann stark beeinflussen. Wer es neben dem lärmenden Bagger versucht, wird wohl scheitern. Ohne Überblick über das Thema kann eine gute Zeiteinteilung nicht funktionieren. Deshalb ist es hilfreich, sich vor dem Lernen eines Buches am Inhaltsverzeichnis zu orientieren. Vor mündlichen Prüfungen haben viele großen Respekt. Auch dies kann trainiert werden. Die Situation der Prüfung vorher zu simulieren schafft man in Lerngruppen, um sich gegenseitig zu prüfen. In einer Gruppe zu lernen, kann Spaß machen und

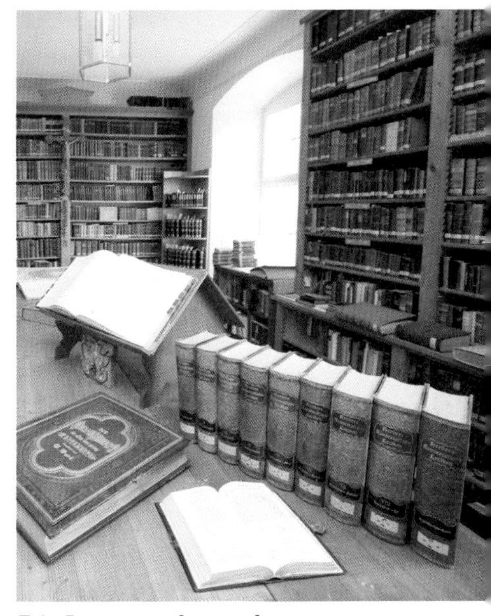

Die Lernumgebung übt einen starken Einfluss auf das Gehirn aus.

den Schrecken einer Prüfung nehmen. Eine ganz besondere Form der Entspannung vor der Prüfung stellt sich übrigens immer ein, wenn nach allem Gehirnjogging der größtmögliche Mut zur kleinstmöglichen Lücke gefunden wird.

Fußballfieber, Herzschlagfinale – macht Fußball krank?

FC Bayern gegen BVB Dortmund, Deutschland gegen Italien, man muss schon abgebrüht oder völlig desinteressiert sein, wenn einen das wirklich alles kalt lässt. Egal, ob Geld und Wetten im Spiel sind oder Dominanz gegen Underdog antritt, wenn die eigene Mannschaft spielt, sind die Bedenken wie weggeblasen, sind Emotionen dabei, geht der Puls hoch, steigt der Blutdruck.

Vor allem, wenn es besonders eng wird und ein Elfmeterschießen das Spiel entscheiden soll, werden Herz und Kreislauf belastet. Dabei sind nicht die Sportler gemeint, sondern die Zuschauer im Stadion oder an den Fernsehgeräten oder in letzter Zeit immer häufiger beim Public Viewing.

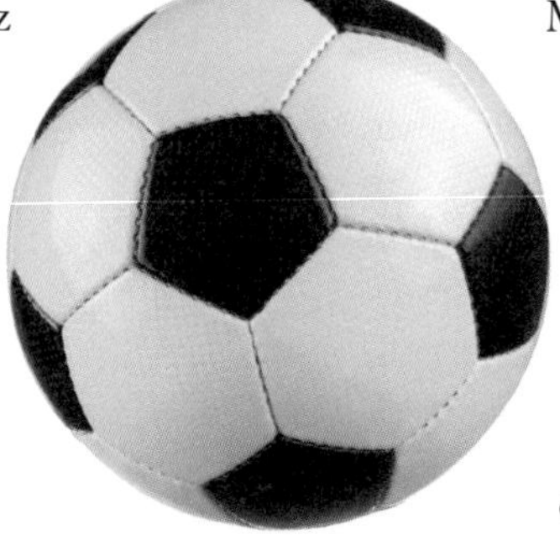

Die Erkenntnis, dass die Fans unter Umständen gefährdet sind, hat sich in einer Studie in München während der Fußball-WM 2006 erhärtet. Damals konnte man an Hand der Notarztprotokolle aus dieser Zeit feststellen, dass gerade während der hochdramatischen Viertel- und Halbfinalspiele der deutschen Nationalmannschaft gegen Argentinien und Italien mehr als dreimal so viele Herzinfarkte in München zu verzeichnen waren als an sonstigen Tagen. Dabei kam es weniger darauf an, ob die deutsche Mannschaft siegte oder verlor - entscheidend war der Grad der Anspannung. Man vermutet, dass ausgeschüttete Stresshormone die Herzgefäße direkt attackierten. Die für die Notärzte besonders anstrengende Zeit waren die zwei Stunden nach dem Anpfiff der Spiele. Dabei betrifft es nicht nur die Deutschen.

Ähnliche Untersuchungen liegen auch für Engländer und Holländer vor. Das Risiko, einen Herzinfarkt beim Fußball-TV zu erleiden, war für Männer höher als für Frauen. Besonders gefährdet waren Menschen, die schon vorher herzkrank waren. Gerade diese Gruppe sollte das Fußballereignis mit Vorsicht genießen und sich zwischendrin einmal entspannen.

Der Geschäftsführer bei Borussia Dortmund hat es vorgemacht: Er ist in der dramatischen Schlussphase des Halbfinals gegen Real Madrid einfach aufgestanden und auf die Toilette gegangen. Dass er damit herzschützend seinen Pegel an Stresshormon und damit Puls und Blutdruck gesenkt hat, war ihm vermutlich nicht so ganz bewusst. Neben dem emotionalen Stress sind die hartgesottenen Fans weiteren Risikofaktoren ausgesetzt, weil sie während der Fußballturniere weniger schlafen als sonst, aber vermutlich mehr Alkohol konsumieren und große Mengen Junkfood vertilgen - und vor allem die herzkranken Fans ihre Herzmedikamente nicht so diszipliniert schlucken wie sonst. Meines Erachtens ist die beste Vorbeugung, den Fußball nicht so wichtig zu nehmen, wie er wohl zu sein scheint. Mich wundert übrigens, dass es keine ähnlichen Untersuchungen für Bundestagswahlkämpfe gibt, die doch für den Einzelnen oft viel entscheidender sein können als Fußballspiele.

Die Freizeitkrankheit – ist Urlaub wirklich gesund?

In nicht mehr allzu langer Zeit steht bei vielen Menschen der Sommerurlaub an. Laut Wikipedia Lexikon geht der Begriff Urlaub auf das alt- und mittelhochdeutsche Substantiv urloup zurück, das zunächst ganz allgemein „Erlaubnis" bedeutete. In der höfischen Sprache der mittelhochdeutschen Zeit bezeichnete es dann die Erlaubnis wegzugehen, die ein Höherstehender oder eine Dame dem Ritter erteilen konnte.

So fragten im Hochmittelalter Ritter ihren Lehnsherren um urloup, also um „Urlaub". Später wandelte sich die Bedeutung: Urlaub wurde als „offizielle vorübergehende Freistellung von einem Dienstverhältnis" verstanden, allgemeiner dann als „dienst- oder arbeitsfreie Tage,

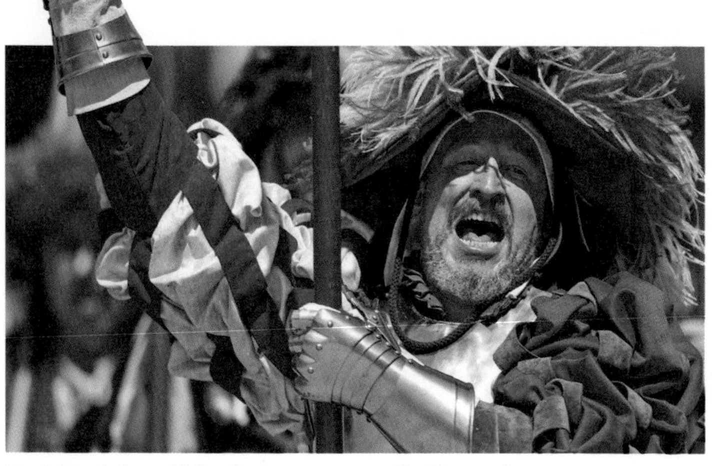

Im Mittelalter: Urlaub nur, wenn es die Dame dem Ritter erlaubte.

die der Erholung dienen sollen". Doch bei vielen fängt pünktlich mit Beginn des so hart erkämpften und erlaubten Urlaubs eine Erkältung an. Selbst wenn man sich nicht den geringsten Urlaubsstress macht, kann so ein Schnupfen einem den Urlaub ziemlich vermiesen. Die richtige Reisemedizin oder gezielte Impfungen sind zwar für Fernreisen wichtig, helfen dabei nicht weiter. Der lästige Start einer Erkrankung mit Urlaubsbeginn ist offensichtlich bei vielen Arbeitnehmern typisch. Forscher der Universität Tilburg in den Niederlanden haben dieses Phänomen nun „Leisure sickness" genannt, zu Deutsch: „Freizeitkrankheit". Die Betroffenen zeigen Gemeinsamkeiten: So sind viele Menschen darunter, die im Beruf viel Stress hatten oder gerade anstrengende Lebensphasen durchmachten wie Heirat, Geburt eines Kindes oder Beziehungsprobleme.

Überraschend war, dass sich die Freizeitkranken im Mittel gesünder ernährten und mehr Sport trieben als andere, und sogar in aller Regel Alkohol, Zigaretten und Kaffee meistens gemieden haben. Offensichtlich erzeugt paradoxerweise bei gewohnter beruflicher Daueranspannung ungewohnte Ruhe Stress und Unwohlsein und kann letztlich krank machen.

Bei manchen Freizeitkranken blieb jedoch unklar, ob sie wirklich mit Urlaubsbeginn krank wurden oder schon krank waren und nur die Krankheit in der Ruhe besser verspürt haben. Optimale Entspannung – auch im Alltag – ist nach Ansicht der meisten Experten, der Schlüssel zur Vermeidung der Freizeitkrankheit. Und keinesfalls sollte jetzt der Eindruck entstehen, dass die Ruhe im Urlaub krank macht. Stress-Urlaube mit Motorrad und Rucksack im Malariagebiet oder mit einem Kurs für Fallschirmspringen sind meines Erachtens sicher nicht gesünder. Darum sollte man trotz allem die Ruhe im Urlaub genießen.

„Hund und Katz, für das Herz ein Schatz" – sagt der Volksmund

Man sollte öfter einmal eine gemütlich schnurrende Katze streicheln und den allseits beruhigenden Effekt erfühlen. Natürlich sollte das nicht gegen den Willen des Tieres geschehen, sonst kann es das Gegenteil auslösen. Genauso ist es faszinierend, was einem ein Hund bei einem Spaziergang alles schnüffelnd zeigen kann, das man alleine nie entdeckt hätte.

Die Beschäftigung mit dem Tier scheint viele andere Probleme in den Hintergrund zu drängen, was offensichtlich gut für die Gesundheit ist. Der gesundheitliche Effekt von Haustieren auf das Herz-Kreislauf-System war nun auch Gegenstand einer Metaanalyse US-amerikanischer Wissenschaftler. Die Ergebnisse vieler verschiedener Untersuchungen zusammenfassend, ergab sich, dass es möglicherweise einen Zusammenhang gibt zwischen dem Besitz von Haustieren und einem verringerten Risiko für kardiovaskuläre Erkrankungen. Ob das auch für Schildkröten stimmt, wurde nicht untersucht, aber es sind insbesondere die Hundebesitzer, die positive gesundheitliche Effekte erwarten können.

Gerade der Hund zwingt seinen Besitzer zu erhöhter körperlicher Aktivität durch tägliche Spaziergänge, früheres Aufstehen und abends den Fernseher eher abzuschalten, weil das Zamperl nochmal Gassi gehen muss. Die Wissenschaftler weisen aber auch auf die Wirkung der emotionalen Bindung zwischen Halter und Haustier hin, die bei Frauen und Katzen offensichtlich am größten ist. So würden sich 38 Prozent aller Frauen mit Katzen eher ihrem Stubentiger als Seelentröster anvertrauen als ihrem Partner.

Gerade für einsame, oft ältere Menschen liegt der vorwiegende Gewinn des Haustieres in der sozialen Unterstützung. Wie schnell lassen sich doch Gespräche einfädeln, wenn sich schon mal Hund und Hund sympathisch finden. Dabei soll auch die Hunderasse einen Einfluss auf den sogenannten Flirt-Faktor haben, der bei Golden Retriever- oder Labrador-Herrchen und -Frauchen groß, bei Kampfhundbesitzern eher gering ausfällt.

Interessant ist meines Erachtens, dass Blutdruckpatienten mit Haustier besser medikamentös behandelbar sind als Blutdruckpatienten ohne Haustier. Zudem zeigen einige Erhebungen aus der Metaanalyse, dass Hundebesitzer mit Herz-Kreislauf-Erkrankungen rein aufgrund der höheren körperlichen Aktivität länger überleben. Auch bestimmte Risikofaktoren wie Übergewicht, Blutdruck, Cholesterinwerte und Stressreaktionen scheinen durch Haustiere gemindert zu werden. Ob man aber nun ein Haustier besitzt oder nicht – der die Gesundheit am meisten fördernde Effekt ist für mich die grundsätzliche Lebenseinstellung zum Beispiel des Rauhaardackels. Regt der sich über EU-Gesetze oder Bundestagswahlen auf? Vielleicht ist deshalb die Herzinfarktwahrscheinlichkeit beim Hund 7000 mal geringer als beim Menschen!

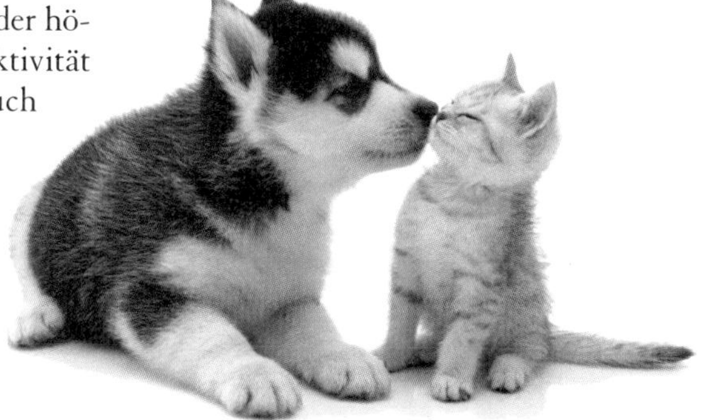

Schwitzen und Körpergeruch – lästige Begleiter der heißen Sommertage

Weit über dreißig Grad im Schatten, die Sommerferien sind da und ein Hoch folgt dem nächsten; jeweils mit noch ausgefallenerem Namen – was will man eigentlich mehr?

Wenn da nicht die üblen Begleiterscheinungen der Sommerhitze wären. Kaum muss man sich mal schneller bewegen, schwitzt man heftig, klebt das Hemd, tropft es von der Stirn, wird es im Bus unerträglich eng, weil so manchen neben dem Schweiß auch ein oft unangenehmer Körpergeruch begleitet.

Die Produktion von Schweiß ist jedoch lebenswichtig. Man braucht ihn zur Kühlung der Haut, um so den gesamten Körper vor Überhitzung selbst bei extremen Außentemperaturen zu schützen. Schweiß besteht zu 99 Prozent aus Wasser, befördert aber auch ein Abfallprodukt des Stoffwechsels, den Harnstoff aus dem Körper.

Drei Millionen Schweißdrüsen, sind als Hautanhangsgebilde über den ganzen Körper verteilt und sorgen für die Produktion der feinen Schweißtröpfchen. Frischer Schweiß riecht eigentlich bei allen Menschen gleich, nämlich völlig neutral.

Erst die Aktivitäten von Bakterien, die auf der Haut siedeln, sorgen für eine individuelle und nicht selten unangenehme Geruchsnote. Sie zersetzen den Schweiß, wobei je nach Zusammensetzung der Bakterienarten unterschiedliche Gerüche frei werden. Ganz ohne Schwitzen geht es im Sommer nicht. Aber wer es schafft, seine Schweißbildung möglichst gering zu halten, entwickelt auch deutlich weniger Körpergeruch. Optimal wären ein guter Trainingszustand und ein angepasstes Körpergewicht. Besonders hilfreich ist luftdurchlässige, weite Kleidung, am besten aus Naturfasern. Auch eine morgendliche Dusche mit lauwarmem Wasser sollte man sich an heißen Tagen gönnen.

Zusätzlichen Schutz bietet ein Antitranspirant. Die darin enthaltenen Aluminiumsalze verengen die Schweißdrüsen und verringern so die produzierte Schweißmenge. Übrigens, was übermäßigen Schweiß wirklich darstellt, ist seitens der Betroffenen vom Leidensausmaß abhängig und damit der subjektiven Einschätzung unterworfen.

Nur 1 bis 2 Prozent der Bevölkerung haben eine krankhafte Schweißproduktion und sollten deshalb einen Arzt aufsuchen. Diese sogenannte Hyperhidrose liegt vor, wenn mehr als 100mg Schweiß innerhalb von fünf Minuten in einer Achselhöhle vorkommen.

Dagegen helfen Verfahren wie Jontophorese, operative Schweißdrüsenentfernung und Botulinustoxine. Aber keine Angst, wer in der Hitze schwitzt und sich vielleicht auch mal selber nicht riechen kann, dem werden sicher nicht diese Verfahren drohen, sondern eher ein schattiges Plätzchen und ein kühles Getränk.

Und probieren Sie es auch mal: Viele Südländer helfen sich zur Reduktion der Schweißproduktion während der Mittagshitze mit einer Ruhepause, der Siesta! Diese verringert übrigens nachgewiesenermaßen auch die Rate der Herz-Kreislauf-Erkrankungen.

Kraftwerk Mensch – unsere Energie!

Manche Menschen muss man einfach bewundern, mit welcher Energie sie ihr Leben meistern. Sie sind trotz vieler Rückschläge mit unendlicher innerer Kraft ausgestattet, immer wieder von vorne anzufangen. Worin begründet sich eigentlich, dass manche Leute voller Energie stecken und andere einfach keine Kraft aufbringen?

Menschen, die in wissenschaftlichen Untersuchungen als mit besonderer Energie ausgestattet beschrieben wurden, waren von der Grundeinstellung oft gut gelaunt, eher intelligent und im Umgang mit anderen als herzlich eingestuft worden. Sie waren besser in der Lage, sich neuen Bedingungen anzupassen, weil sie sich Neuem gegenüber offen zeigten und haben eine Niederlage oder ein Scheitern als nicht so schrecklich empfunden, weil sie nicht so lange zurückgesehen haben, sondern neue Wege suchten. Aber wie macht man das, wenn man das einfach nicht kann? Entscheidend zur Energiegewinnung im Emotionalen ist, dass man sich ein Vorbild sucht, von dem man lernen kann, Schlechtes zu überwinden und Probleme konstruktiv zu lösen. Alles im Leben will gelernt sein, so auch die Überwindung von Negativem. Für Kinder sind Lehrer selbstverständlich. Aber auch Erwachsene müssen sich für viele Probleme einem „Lehrer" anvertrauen, sonst lernt man es nicht. Zudem braucht es offensichtlich die Erfahrung, dass man mit einer Anstrengung etwas bewirken kann. Diese Anerkennung, oft auch nur von kleinsten Leistungen, gibt einem eher ein freundschaftlich verbundener Mensch, also dieser „Lehrer", als irgendwer, der einem bestenfalls ein „Geht schon so" als Anerkennung zukommen lässt. Übrigens kommen alle Menschen mit einem riesigen Kraftreservoir auf die

Welt, was man sich immer mal wieder an Kindern ansehen sollte, die Laufen lernen: Hinfallen, aufstehen, stürzen, aufstehen, immer wieder, bis sie endlich stehen und gehen. Ein entscheidender Punkt, innere Energie zu gewinnen ist, nur das Schöne vom Tag sehen zu können, sich an die humorvollen Inhalte der Woche zu erinnern und Schlechtes auszublenden. Hilfreich ist ein Tagebuch, das nur positive Momente enthält, welches man immer wieder lesen sollte.

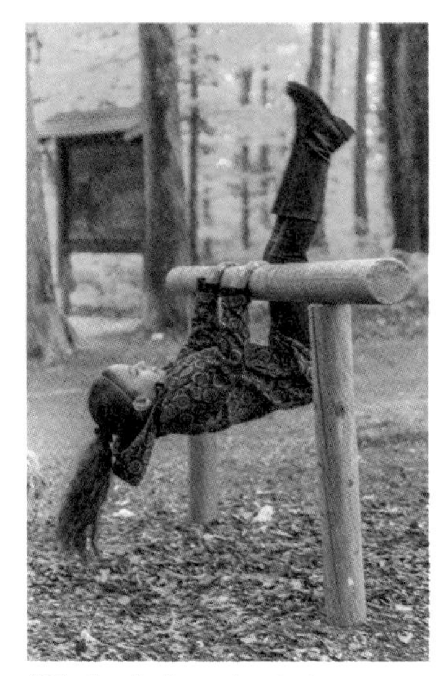

Kinder haben ein riesiges Kraftreservoir.

Das Leben bekommt auf diese Art ein ganz anderes Gesicht. Und man kann daraus Energie gewinnen. So hat auch ein Sportler in der Niederlage nur das Gute gesehen und dem verdutzten Reporter gesagt: „Was wollen Sie denn, mit meiner Niederlage habe ich doch meine Gegner glücklich gemacht!" Oft hört und liest man, Stärken soll man stärken und Schwächen soll man bearbeiten. Richtig, aber für positive Energie empfiehlt es sich viel mehr, die Stärken zu stärken, als andauernd an den Schwächen zu arbeiten. Kraft gewinnt man mehr, durch die Gedanken an die Erfolge, die Stärken und das Schöne. Ein Patient, der mit ungeheurer Energie seine Erkrankung überwand, hat letztens bei der Verabschiedung aus der Klinik gesagt, dass er dankbar sei, krank gewesen zu sein, denn jetzt hätte er gelernt, was eigentlich „gesund sein" bedeutet.

Das Osterei – zu hoher Cholesteringehalt oder erlaubt?

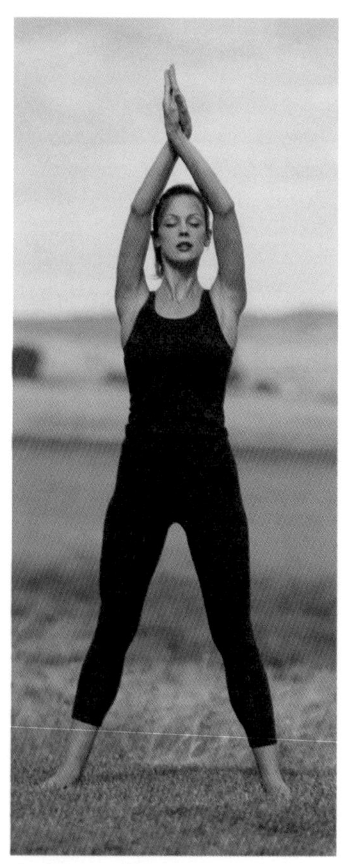

Autogenes Training senkt den Cholesterinwert.

Jeder hat Angst um sein „bisserl" Leben. Ganz besonders gefährlich soll ein zu hoher Cholesterinspiegel im Blut sein.

Das ist leider richtig, denn an vielen tausend Menschen konnte gezeigt werden, dass zu hohe Cholesterinspiegel im Blut mit vorzeitiger Gefäßverkalkung verbunden sind.

Die Gefäßverkalkung, die man mit Ultraschalluntersuchungen an der Halsschlagader und mit einer Computertomographie auch am Herzkranzgefäß nachweisen kann, ist mit der schlimmste Risikofaktor für Herzinfarkte und letztlich auch für den so gefürchteten plötzlichen Herztod. Aber warum ist der Cholesterinspiegel bei manchen Menschen zu hoch? Ja klar, in fast jeder Familie kennt man eine Tante oder einen Onkel, die nur verstorben

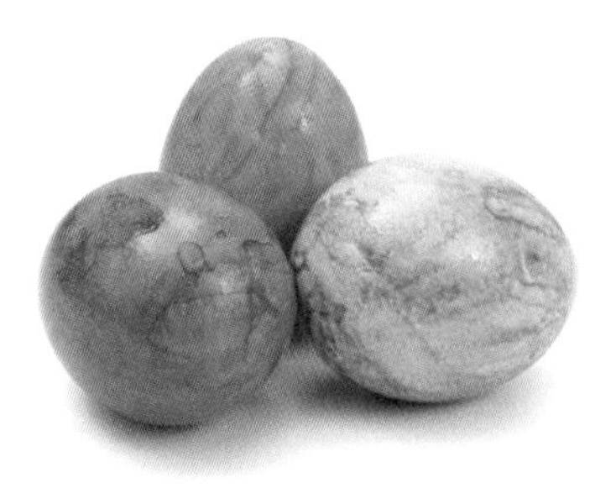

sein sollen, weil sie sich ja nie daran hielten, keine Butter und keine Eier zu essen, die ja viel zu viel Cholesterin enthalten. Wenn man die Sache aber genau betrachtet, dann hängt der Cholesterinspiegel im Blut nicht nur von der Nahrungszufuhr ab. So ist die Zahl der Cholesterinrezeptoren in der Leber, die das Cholesterin aus dem Blut beseitigen, genetisch festgelegt.

So kann ein moderates Sporttreiben den Cholesterinspiegel deutlich senken. Andrew Steptoe vom University College London konnte in einer Studie nachweisen, dass Dauerstress den Cholesterinspiegel nach oben treibt. Andererseits konnte man zeigen, dass neben Medikamenten zusätzlich Entspannungsverfahren wie zum Beispiel Autogenes Training, Yoga oder Tai-Chi einen zu hohen Cholesterinwert im Blut ganz gut senken können. Wenn man also sportlich entspannt und stressfrei ist, kann man sich mehr cholesterinhaltige Nahrung, also auch Ostereier an Ostern, leisten als unentspannt im Stress und als Feind der körperlichen Ertüchtigung. Denken Sie nur an den cholesterinsenkenden Effekt eines entspannenden Osterspaziergangs!

Trotzdem sollte das nun Ostereierfans nicht dazu verführen, an den Feiertagen hemmungslos zuzulangen. Die Deutsche Gesellschaft für Ernährung empfiehlt täglich 300 Milligramm Cholesterin. Das ist so viel, wie in einem Ei enthalten ist – und das gönnen Sie sich bitte am Osterfeiertag ohne schlechtes Gewissen.

Freizeitsport – oder reicht Bewegung bei der Arbeit?

Dass körperliche Bewegung allerlei Erkrankungen vorbeugen kann, werden dem Sport zugeneigte Personen eher bejahen, als Menschen, die Sport noch immer mit den als unangenehm empfundenen Schulsporterlebnissen der Kindheit verbinden. Der Hinweis an Risikopatienten, sich mehr zu bewegen, wird oft gekontert mit der Aussage, dass man sich bei der körperlich schweren Arbeit sowieso genug bewegen würde und deswegen lieber in der Freizeit ruhen möchte. Zumindest für die Vorbeugung von Bluthochdruck konnte nun der Zusammenhang zwischen Freizeitsport und Risikoreduktion

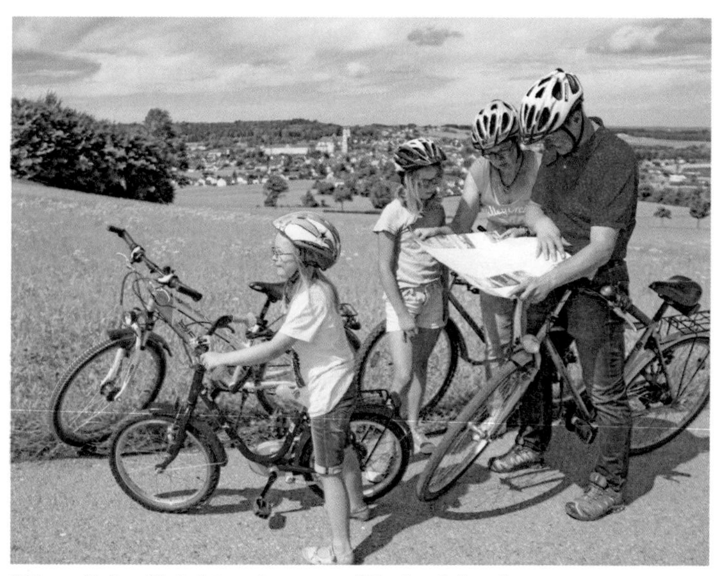

Körperliche Aktivität schützt vor Bluthochdruck.

gezeigt werden. Bei Langzeitbeobachtungen von über 140000 Menschen, die anfangs normale Blutdruckwerte hatten, entwickelten 15000 im Laufe des Lebens einen Hochdruck. Dabei ergab sich, dass diejenigen mit Hochdruck, die Sport trieben, ein geringeres Ausmaß entwickelten als die Unsportlichen. Zudem waren die Freizeitsportler viel einfacher zu behandeln als die Nicht-Sportler.

Dabei scheint viel Sport auch viel zu nützen. Wer sich nach den Beobachtungen der Studien nämlich mehr als vier Stunden wöchentlich sportlich betätigte, dessen Bluthochdruck-Risiko war gleich um 19 Prozent geringer als bei denen, die ihren Körper weniger als eine Stunde pro Woche in Schwung hielten. Eine bis drei Stunden Hobbysport von Montag bis Sonntag bedeuteten immerhin noch 11 Prozent weniger Hochdruck-Gefahr. Zu einer überraschenden Erkenntnis gelangte man hingegen in Sachen Bewegung im Beruf.

Wer einem Job mit starker körperlicher Aktivität nachgeht, ist keinesfalls besser vor Bluthochdruck geschützt. Das könnte, so die Vermutung, an der einseitigen Belastung liegen, die viele bewegungsintensive Berufe, zum Beispiel Bauarbeiter oder Handwerker, mit sich bringen.

Freizeitsportarten wie Wandern, Radfahren und Schwimmen sorgen hingegen für eine allseitige und abwechslungsreiche Belastung des Körpers. Viel mehr gilt, was Spaß macht, das entspannt. Für die Senioren gibt es übrigens ganz andere Möglichkeiten als nur Joggen oder Radfahren. Es kann auch Sitztanz, Plantschen im Wasser oder Karten spielen sein. Nach meiner Ansicht ist es egal, wie man sich bewegt, Hauptsache, es bringt Freude. Und das kann dann auch Arbeit sein, wenn es zum Beispiel die mit Freude ausgeführte Gartenarbeit ist.

Glückshormone beeinflussen – mit Essen, Licht und Bewegung!

Wie nahe liegen doch oft Glück und Ärger. Werden einem 100 Euro versprochen und man bekommt „nur" 99,99 Euro, dann ärgert man sich. Bekommt man aber 100,01 Euro, dann lächelt man und freut sich.

Dabei ist es egal, ob es sich um 100, 1000 oder 10000 Euro handelt, denn Glücksgefühle hängen nicht vom absoluten Reichtum ab. So fühlt sich der Obdachlose reich, wenn er unter der Brücke der Einzige ist, der einen Schlafsack hat und der Millionär fühlt sich arm, wenn er „nur" einen Mercedes besitzt, seine Nachbarn aber alle einen Rolls-Royce fahren.

Der innere Reichtum, das wirkliche Glück ist sehr individuell definiert. Die meisten finden Glück mit Intuition, dem Bauchgefühl oder der inneren Stimme. Gute Gefühle und Glücksempfinden haben dabei ihren Ursprung aber eher im Gehirn als im Bauch. Wenn der Mensch glücklich ist, werden aus bestimmten Gehirnzonen die Glückshormone, wie zum Beispiel Serotonin oder Dopamin freigesetzt.

Diese entstehen allerdings nicht nur durch geistige Prozesse, sondern ihre Produktion wird auch durch Ernährung, Bewegung und Licht beeinflusst. So erklären sich Glücksgefühle bei einem schönen Essen, einem angenehmen Spaziergang oder beim Anblick des strahlend blauen Himmels. Andere Glückshormone, die der Körper produziert, haben eine ähnliche Struktur wie das als Schmerzmittel oder im Missbrauchsfall als Rauschgift bekannte Morphium. Die sogenannten Endorphine sollen unter anderem

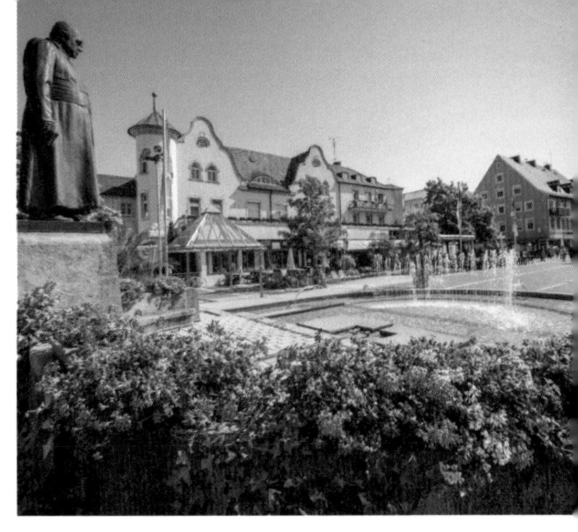

Glückshormone durch blauen Himmel.

für die Glücksgefühle der Extremsportler verantwortlich sein. Endorphine werden auch bei UV-Licht-Bestrahlung oder Gewürzkonsum, zum Beispiel Chili freigesetzt. Sportler berichten nach lang anhaltendem Training von rauschähnlichen Zuständen, dem „Jogger-high". Der entscheidende Botenstoff für den Aufbau von Glücksempfindungen ist aber das Dopamin. Es sorgt für Wohlbehagen, Motivation, Antrieb, Interessiertheit und Begeisterung. Ohne ausreichend Dopamin hat man Anlaufschwierigkeiten, fühlt sich matt und müde und entwickelt eine chronisch schlechte Stimmung.

Das Serotonin ist zuständig für die emotionale Ausgeglichenheit, Gelassenheit, innere Ruhe und Zufriedenheit. Es kontrolliert auch den Appetit und das Essverhalten, sowie das Gefühl der Sättigung und Angstfreiheit. Um den Spiegel dieser Glückshormone von innen zu erhöhen, empfehlen manche eine stimmungsaufhellende Ernährung. So sollen Lebensmittel wie Bananen, dunkle Schokolade, Avocado, Ananas, Amarant, Paranüsse, Sojabohnen, Papaya und Cashewkerne beklemmende Gefühle beseitigen können. Meines Erachtens sollte man allerdings dafür nicht alles gleichzeitig ausprobieren, sonst erkauft man sich wahrscheinlich die fehlenden Beklemmungsgefühle mit ausgeprägter Übelkeit.

Fettabsaugung – das Ende der Diätplage?

„Wie war Ihr Urlaub?" – „Vierzehn Tage Urlaub mit Sonne am Meer, all-inclusive, richtig faul gewesen und alle Geheimnisse der Speisekarte des Auslands gekostet!" Gerne werden einem solche und ähnliche Freuden der gehabten Ferien erzählt, und ein bisschen neidisch hört man den Heimkehrenden zu.

Seltener wird einem berichtet, dass die Waage einen deutlichen Sprung nach oben angezeigt hat. So ist die Gewichtszunahme mit steigendem Alter oft nicht stetig, sondern geht mit Sprüngen einher, die mit Inaktivität im Urlaub zusammenhängen. Den verständlichen Wunsch nach Nichtstun bezahlt man nach der Heimkehr mit frischem „Hüftgold".

Wer hat da nicht schon mal an den Schönheitschirurgen gedacht, der, glaubt man der Werbung, einfach mal das Fett absaugt – und das Problem ist gelöst. Schon jetzt ist das Fettabsaugen mit 280000 Eingriffen pro Jahr in Deutschland einer der häufigsten Eingriffe der Schönheitschirurgie, wobei jeweils etwa 4000ml Fett abgesaugt werden.

Neueste Ergebnisse einer Studie aus Denver haben leider nun gezeigt, dass sich die Fettzellen nicht so verhalten, wie es unserem Schönheitsideal entspricht und an anderer Stelle, zum Beispiel an den Schultern oder Armen, wieder auftreten. Zudem hatte sich der Fettgehalt der Untersuchten nur anfangs verringert, nach einem Jahr war bei den meisten Patienten wieder alles da, nur eben an anderer Stelle. Vermutlich produziert der Körper neue Fettzellen an anderer Stelle nach geändertem Bauplan, um die alten zu ersetzen, weil nur die ursprüngliche „Bauplanung" mit dem Eingriff verändert wurde. Fazit der Studie ist schließlich, dass ohne Lebensstiländerung

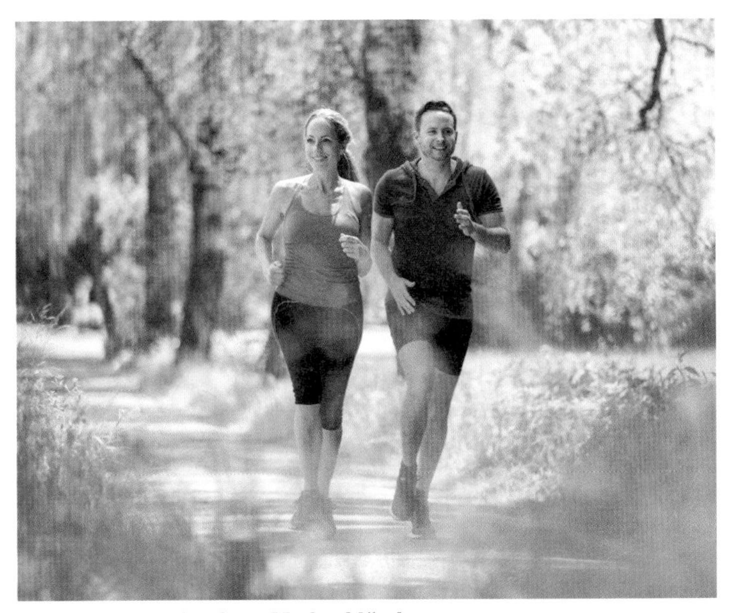

Waldlauf baut frisches „Hüftgold" ab.

das gewünschte Resultat der Fettabsaugung nicht erhalten werden kann.

Die meisten Deutschen mögen aber im Urlaub nicht auf die Figur achten! In den schönsten Wochen des Jahres will man sich die gute Laune nicht mit Kalorienzählen verderben, sondern es sich mal so richtig gut gehen lassen. Wenn schon ein Aktivurlaub, der „Figurlaub", keine Alternative ist, dann wäre mein Vorschlag, sich ohne Gedanken an Fettabsaugung im Frühjahr am Fasten zu beteiligen, damit die Strandfigur schon vorher passt. Dann brauchen Sie sich im Urlaub nicht im geringsten mit Kalorien, Waldlauf oder Schönheitschirurgen zu belasten.

Die Macht der Farben über unsere Gesundheit

Mag der Urlaub in Spanien, Griechenland oder Süditalien noch so schön gewesen sein, schon beim Landeanflug auf den heimischen Flughafen wird einem unmissverständlich klar, wie unbeschreiblich schön im Vergleich zur karstigen Landschaft der jeweiligen Urlaubsregion, das satte, saftige Grün unserer heimischen Wiesen ist. Wie beruhigend wirkt der abendliche Blick ins Grünbraun eines Waldes und wie romantisch kann das Rot der untergehenden Sonne auf einen Menschen wirken. Gerade im Frühjahr, wenn die Blumenblüte beginnt, fällt einem die Wirkung von Farben besonders auf. Dass Farben einen massiven Einfluss auf unsere Psyche haben und unser Wohlbefinden beeinflussen können, wird seit langem für die Produktwerbung und in der Baugestaltung genutzt. Doch Farben wirken auch auf die Gesundheit des Menschen. Farben und Licht haben eine energetische Wirkung auf den Körper, während Schwarz-Weiß und Dunkelheit einen eher dämpfenden Einfluss haben.

Sogar das Immunsystem kann durch individuell angepasste Farbwahl gestärkt werden. So können Schmerzen gelindert werden, Selbstheilungsprozesse angestoßen werden und Wundheilungen beschleunigt werden, wenn sich der Mensch in der für ihn richtigen Farbumgebung befindet. Vor etwa vierzig Jahren konnte ein Münchner Augenarzt nachweisen, dass ein Teil des Sehnervs in das Mittelhirn führt. Dies ist ein Ort des Gehirns, in dem Farbeindrücke in Stimmung und Gefühle umgewandelt werden können.

So kommt es, dass zum Beispiel Rot als Farbe der Liebe genannt wird, weil beim Anblick von Rot Adrenalin ausgeschüttet wird und Blutdruck und Puls steigen. Blau hingegen soll entspannend wirken, was man gelegentlich beim Blick auf einen See oder auf Wasser verspürt.

Muskeln können mit Blau entspannt werden und sogar Blutzuckerspiegel gesenkt werden. Grün kann Konzentration steigern, was beim Lernen genutzt werden kann. So konnten Studenten, die im Grünen gelernt haben, bessere Testergebnisse erzielen als solche, die beim Lernen den Anblick einer Betonwand hatten. Orange soll Stressabbau fördern, und im Wohn- oder Esszimmer sorgt angeblich eine orangefarbene Wand für Geselligkeit. Genauso soll Gelb die gute Stimmung fördern, Kommunikation auslösen und die Reaktionsfähigkeit verbessern. Auf gelbe Warnleuchten scheint man aufmerksamer zu reagieren als auf anders gefärbte. Weil im Gegensatz zur Farbe Weiß, die Farben Blau und Grün entspannender wirken, sind heutzutage Werks- und OP-Kleidungen eher blau oder grün als weiß.

Auch im privaten Umfeld kann man mit Farbgebung einiges bewirken. So sollen ältere Menschen auf zu hellen Böden eher stürzen als auf dunkleren und vielleicht etwas strukturierteren Böden. Farbe als Sinneseindruck entsteht, wenn Licht einer bestimmten Wellenlänge auf die Netzhaut des Auges fällt und dort spezielle Sinneszellen, die sogenannten Zapfen zu einer Nervenerregung veranlasst, die im Gehirn als Farbe ins Bewusstsein tritt. Farbe ist somit eine Empfindung und keine physikalische Eigenschaft. Menschen, denen diese Zapfen in der Netzhaut fehlen, haben eine Farbschwäche oder sind farbenblind.

Psychologisch und sprachlich haben uns die Farben sowieso im Griff, wenn wir zum Beispiel gelb vor Neid eine Fahrt ins Blaue machen, mal rotsehen, mal alles durch die rosarote Brille betrachten und letztlich in den grünen Bereich kommen.

„Herr Doktor, mein Blutdruck spinnt!“

Wie oft höre ich diesen schwerwiegenden Vorwurf an eine der wichtigsten Stellgrößen im menschlichen Körper. Misst der Patient seinen Blutdruck zuhause im Wohnzimmer, dann stimmt alles, kaum steht die Sprechstundenhilfe oder gar der Doktor am Messgerät ist der Blutdruck schon wieder über den erlaubten Grenzwert gestiegen.

Dass der Arzt allein durch seine Anwesenheit den Blutdruck erhöhen kann, ist als sogenannte „Weißkittelhypertonie“ weithin bekannt. Es ist aber schon erstaunlich, was man alles in letzter Zeit entdeckt hat, was den Blutdruck erheblich beeinflussen kann. So hat die Deutsche Hochdruckliga kürzlich mitgeteilt, dass die Jahreszeiten großen Einfluss auf den Blutdruck haben: „Die kalte Jahreszeit treibt den Blutdruck in die Höhe.“

Warum der Blutdruck im Winter ansteigt, ist letztlich noch nicht richtig geklärt aber man hat beobachtet, dass im Winter die Konzentration von gefäßerweiterndem Stickstoffmonoxid im Körper abnimmt. Die Gefäße werden somit enger und lassen den Blutdruck steigen. „Für die geschätzten 35 Millionen Menschen, die in Deutschland unter Bluthochdruck leiden, ist die Winterzeit somit besonders risikoreich“, hieß es aus der Hochdruckliga. Wissenschaftlich be-

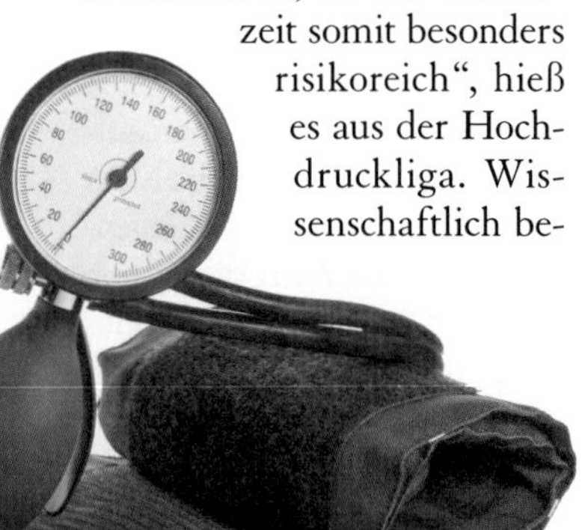

wiesen ist nunmehr aber auch, dass Sonnenlicht den Blutdruck senkt und die Zahl der Blutdruckpatienten mit der Entfernung vom Äquator zunimmt.

Bei Menschen, die sich viel im Freien aufhalten, könnte die Sonneneinstrahlung deshalb durchaus eine lang andauernde Wirkung auf den Blutdruck haben. Die blutdrucksenkende Wirkung blieb übrigens aus, wenn die Untersuchten mit einer Aluminiumfolie abgedeckt wurden. Dadurch schlossen die Forscher aus, dass der Effekt über eine Erwärmung der Haut zustande kam.

Übertreiben sollte man das Sonnenanbeten jedoch nicht, sonst droht der Hautkrebs. Ja und noch einen Blutdrucksenker aus dem Alltag hat man gefunden und die Wirkung in einer Studie belegt: Rote-Beete-Saft. Der Effekt entsteht dabei über Nitrate, die vor allem in bestimmten Gemüsesorten wie Gartensalat, Weißkohl, Fenchel, vor allem aber in Roter Beete enthalten sind. Und noch eine Studie belegt wissenschaftlich: Niedriges Einkommen erhöht den Blutdruck! Wem steigt nicht der Blutdruck, wenn Rechnungen ins Haus flattern? Bei so vielen den Blutdruck beeinflussenden Faktoren kann also der Blutdruck schon mal spinnen. Es empfiehlt sich nun aber nicht, sich mit einem Rote-Beete-Saft in die Sonne zu legen und die Rechnung nicht zu bezahlen.

Wenn der Blutdruck spinnt, informiert man am besten seinen Hausarzt über die gemessenen Blutdruckwerte und bespricht mit ihm den Medikamentenplan, um anschließend seine Tabletten wieder regelmäßig einzunehmen. Denn die Therapietreue ist der sicherste Gegner von „spinnendem“ Blutdruck – auch das ist wissenschaftlich belegt!

Krankheitsursache Nebenwirkungen

Wenn der Laie überdenkt, warum es ihm schlecht geht, dann findet er den Grund meist in einer Verkühlung, dem Wetter, schlechtem Essen oder einem Unfall.

Zunehmend häufiger stellt er aber auch fest, dass es an seinen in letzter Zeit eingenommenen Medikamenten liegt. „Zu Risiken und Nebenwirkungen fragen Sie Ihren Arzt oder Apotheker", wird in rasend schnellem Text einer Medikamentenwerbung in Radio oder Fernsehen noch schnell hinterher gesprochen.

Tatsächlich ist eine Nebenwirkung definiert als eine neben der beabsichtigten Hauptwirkung eines Arzneimittels auftretende Wirkung. Synonym wird in Lehrbüchern der Begriff „unerwünschte Arzneimittelwirkung" verwendet. Der sogenannte Beipackzettel eines Medikaments muss alle Nebenwirkungen auflisten, die auch bei bestimmungsgemäßem Gebrauch des Arzneimittels auftreten können. Leider ist diese Auflistung für die notwendige Therapietreue nicht immer hilfreich.

Denn die Folgen, wenn das Medikament hingegen nicht eingenommen wird, müssen nicht aufgelistet werden. Und für die tatsächlich beabsichtigte Wirkung wird oft nur ein recht kurzer Absatz verwendet. Ein bekannter Pharmakologe hat einmal gesagt: „Wenn behauptet wird, dass eine Substanz keine Nebenwirkung zeigt, so besteht der dringende Verdacht, dass sie auch keine Hauptwirkung hat." Allein in Deutschland sollen pro Jahr etwa vier Milliarden Euro für Therapien ohne Wirksamkeitsnachweis ausgegeben werden.

Manchmal ist bei einem Arzneimittel anfangs gar nicht klar, was eigentlich die erwünschte Wirkung sein soll. So hat sich, nur als ein Beispiel, der Arzneistoff Sildenafil als für die ursprünglich gedachte Wirkung als Blutdrucksenker höchst ungeeignet erwiesen. Da die Nebenwirkung einer effektiven Potenzsteigerung jedoch als viel erfolgreichere Hauptwirkung angesehen wurde, hat das Medikament, mittlerweile bekannt unter dem Namen Viagra®, hohe Verkaufszahlen erreicht.

Zudem kann es mit einer weiteren „Nebenwirkung" auf den Lungenkreislauf bei vielen schwer kranken Patienten erfolgreich dem Lungenhochdruck entgegen wirken. Dennoch, unerwünschte Arzneimittelwirkungen sind nicht wegzudiskutieren.

Umso mehr müssen Arzt und Patient zusammenarbeiten, damit man aus dem „Dschungel" von verängstigenden Beipackzetteln die eigentlich erwünschte erfolgreiche Behandlung durchführen und beim Patienten die notwendige Therapietreue erzielen kann. Der Arzt muss aufklären, was das Medikament macht und der Patient muss sagen, ob er es nun nimmt oder es lieber in den Müll wirft. Übrigens, manchmal hätte ich gerne, dass auch die Autoverkäufer auf die Nebenwirkungen eines PS-starken Gefährts hinweisen müssten: Vermögensverlust, Unfall mit Schwerstverletzungen und bei zu schneller Anwendung Führerscheinentzug!

Männergesundheit – anders als die Gesundheit der Frauen?

Aus der Erfahrung vieler Sprechstunden ist Ärzten die Situation nicht unbekannt, dass die gesundheitsbewusste Gattin den Ehemann mit strengem Ton vor den Doktor zerrt, mit der Bitte, ihn mal ordentlich zu untersuchen. Die Nachfrage, welche Tabletten man(n) denn einnähme, wird von ihm mit der Antwort „Das weiß meine Frau besser!" beantwortet.

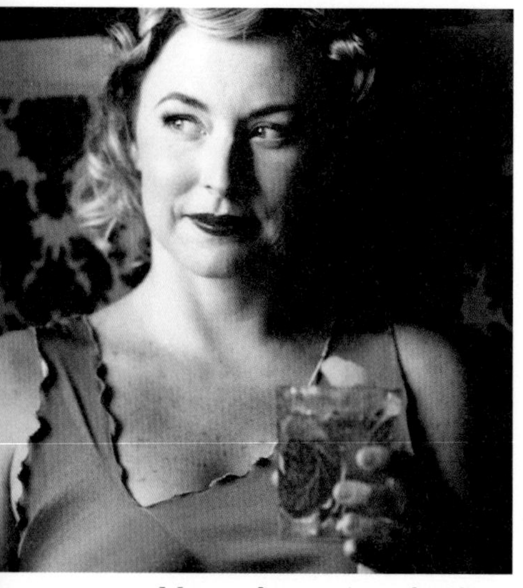

Männer konsumieren häufiger Alkohol als Frauen.

Offensichtlich zeigt diese Situation, dass Männer im Durchschnitt weniger gesundheitsbewusst leben als Frauen. Das deutsche Ärzteblatt schrieb jüngst dazu, dass sich Männer und Frauen in Bezug auf Erkrankungshäufigkeiten, Wahrnehmung und Kommunikation von Symptomen sowie im gesundheitsrelevanten Verhalten und bei der Inanspruchnahme von Versorgungsangeboten unterscheiden. Ob das wohl der Grund ist, dass die mittlere Lebenserwartung für Männer mit 77,7 Jahren um etwa fünf Jahren unter der von Frauen liegt, die im Mittel 82,7 Jahre alt werden? Auf dem Männergesundheitskongress (ja, den gibt es!) in Berlin wurde gezeigt, dass Studien bewiesen haben, dass

Männer häufiger Alkohol und Drogen konsumieren, ein höheres Unfallrisiko haben und seltener Angebote zur Vorsorge nutzen. Darüber hinaus haben Männer häufiger einen Herzinfarkt und erkranken ein wenig häufiger an Krebs.

Da Informationen zur Gesundheit und Vorsorge eher in Medien beworben werden, die vorwiegend frauenspezifische Themen beinhalten, will man nun daran arbeiten, Gesundheitsthemen mehr in Männermagazinen zu bewerben. Weil über 80 Prozent aller Männer im Internet surfen, sollen männerspezifische Gesundheitsbotschaften nun transparenter ins weltweite Netz gestellt werden. Übrigens ist sogar die Selbstmordrate unter Männern höher als unter Frauen, weil offenbar Stressbelastungen und Depressionen bei Männern schwieriger vorhersehbar zu erkennen sind als bei Frauen. Mann zu sein scheint also nicht ganz ungefährlich zu sein. Im Versicherungsrecht allerdings darf eine unterschiedliche Risikobewertung bei Mann und Frau nicht passieren. Der Risikofaktor „Mann" ebenso wie der Risikofaktor „Frau" sei ein Verstoß gegen das Diskriminierungsverbot in Europa, begründeten Richter des Europäischen Gerichtshofes diese Entscheidung.

Ganz generell hat Gesundheitsbewusstsein etwas mit Disziplin und der Gang zur Vorsorgeuntersuchung mit Mut (zu unangenehmen Wahrheiten) zu tun. Ob hier der Grund der unterschiedlichen Lebenserwartungen liegt, könnten Mann und Frau doch beim nächsten Frühlingsspaziergang diskutieren...

Büroschlaf – gut für die Gesundheit?

Wem ist das nicht schon passiert? Dringend soll man etwas schreiben, doch es fällt einem gar nichts ein. Das Papier ist weiß und bleibt weiß – und am Ende fallen einem sogar noch die Augen zu, was man nicht zulassen will und dagegen ankämpft. Dass das völlig falsch ist, haben nun verschiedene Studien gezeigt: Dort heißt es, dass ein Büronickerchen sogar das Risiko für Herzerkrankungen um 37 Prozent senken kann. Doch es soll nicht nur der Gesundheit gut tun, sondern auch förderlich für die Qualität der Arbeit sein. Während den meisten Arbeitnehmern hierzulande eher die Angst, beim Dösen ertappt zu werden im Nacken sitzt, macht man in USA und Australien daraus eine Tugend. „Powernapping" gilt als Geheimwaffe gegen das Leistungstief. Obwohl, übertreiben sollte man das nicht.

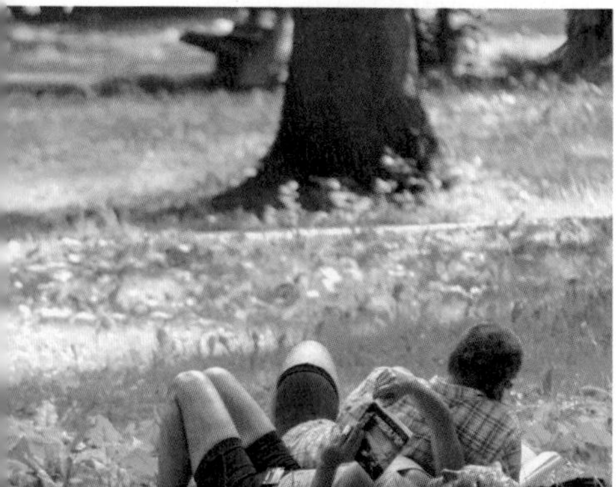

Regenerationsphase im Park.

Australische Untersuchungen empfehlen, nie länger als zehn Minuten zu „nappen", sonst fällt man in eine tiefe Schlafphase, die einen hinterher eher noch müder macht, als Erholung zu bringen. In Japan ist es nicht unüblich, gelegentlich auch in Konferenzen kurz ein Nickerchen zu machen. Für diese auch als Energieschlaf oder eben Powernapping bezeichnete Gewohnheit bieten fernöstliche und US-amerikanische Firmen eigene Ruheräume an, um vom Alltagsstress abschalten zu können. Durch die kurze Schlafphase sollen Mitarbeiter neue Energie tanken. Am besten ist darunter eigentlich der ganz gewöhnliche, kurze Mittagsschlaf zu verstehen oder einfach eine einmal in der Tageshälfte durchgeführte Regenerationsphase, wie auch immer man sie dann benennt.

Dass dieses Vorgehen die Reizüberflutung der intensiven Arbeitsbelastungen mindert, Burn-out vorbeugt und letztlich die Konzentrations- und Leistungsfähigkeit optimiert, ist einhellige Meinung aller beteiligten Wissenschaftler.

Im Gegensatz zum Mittagsschlaf, nützt das Gehirn den Nachtschlaf zur Stabilisierung der Erinnerungen an Handlungen, Fähigkeiten und Erfahrungen, die während des Tages erlernt wurden. Wer wie viel Nachtschlaf braucht, ist von Mensch zu Mensch sehr unterschiedlich. Morgendliche Langschläfer scheinen gegenüber Frühaufstehern Bewegungsabläufe, die sie am vorausgehenden Tag erlernt haben, am nächsten Tag wesentlich besser wiederholen zu können.

Gemeinsam fassten die Wissenschaftler den Grundtenor ihrer Studien zu den Schlafpausen in der Aussage zusammen: Ende der Schuldgefühle für das Nickerchen am Arbeitsplatz! Persönlich wäre mir aber ganz Recht, wenn sich zum Beispiel Piloten beim Flug oder Busfahrer bei der Fahrt weiter schuldig fühlen würden.

„Herzstolperer" – Anlass zur Sorge?

Etwa 100.000 mal schlägt das Herz an einem einzigen Tag und man merkt eigentlich gar nichts davon.

Manchmal aber, vor allem in Ruhe, beim Liegen, fällt einem urplötzlich ein kurzer Moment auf, bei dem das Herz aus dem Takt gerät. Nur kurz, als wenn es stolpert. Man spürt einen „Herzstolperer". Der einzelne Extraschlag eines gesunden Herzens ist in der Regel völlig harmlos. Verglichen mit der Atmung, die auch nicht immer regelmäßig ist, sondern durch Seufzer unterbrochen wird, handelt es sich beim Herzstolperer praktisch um einen „Seufzer des Herzens".

Wer jedoch andauernd Herzstolpern oder anhaltende Rhythmusstörungen bemerkt, sollte vorsichtshalber den Arzt aufsuchen. Tatsächlich ist eine der besten Vorbeugungen vor einem Schlaganfall bei über 65-Jährigen das tägliche Pulsfühlen. Eine völlig unregelmäßige Pulsschlagfolge kann auf das sogenannte Vorhofflimmern hinweisen, eine Schlaganfall auslösende Rhythmusstörung, die weiter abgeklärt werden muss und eine Blutverdünnung benötigt.

Abklärung von Herzrhythmusstörungen beim Arzt ist nichts Schlimmes. Ein EKG, das Belastungs-EKG, Blutentnahme und die Ultraschall-Untersuchung des Herzens lassen in der Regel schwerwiegende Erkrankungen ausschließen. Auch die Langzeit-Blutdruck- und -EKG-Untersuchungen geben wertvolle Hinweise. Untersuchungen über die Herzschlagabfolge, der sogenannten Herzfrequenzvariabilität haben andererseits ergeben, dass, so paradox es klingt: Je gesünder, ausgeglichener, ausgeruhter oder ruhiger man ist, desto unregelmäßiger ist der Herzrhythmus und desto höher ist die Herzfrequenzvariabilität.

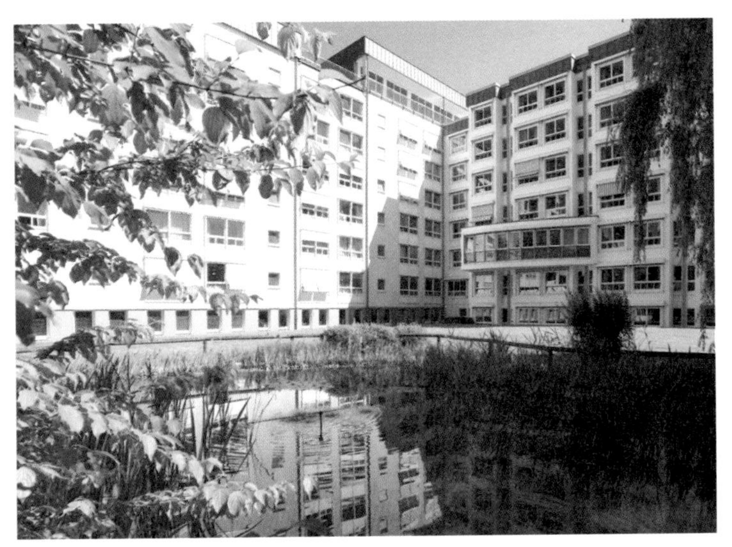

Die Kreisklinik in Mindelheim.

Schon in der Frühzeit der Medizin hat man versucht, die Pulsunregelmäßigkeiten zu diagnostischen Zwecken zu nutzen. So hat man festgestellt, dass Herzpatienten mit reduzierter Frequenzvariabilität, also total regelmäßigem Herzschlag, sogar ein gesteigertes Risiko haben, an schwerwiegenderen Herzrhythmusstörungen zu versterben. Erste Beobachtungen dieses Phänomens reichen bis ins dritte Jahrhundert nach Christus zurück.

Der Herzrhythmus an sich unterliegt vielfältigen Einflüssen und wird durch das vegetative Nervensystem, Hormone, Körpersalze und Medikamente verändert. Aufregung und Stress steigern die Herzfrequenz, während Ruhe, Schlaf und Entspannung die Frequenz verlangsamen. Fehlen Symptome wie Schwindel, Ohnmacht, Brustschmerz oder Atemnot, sind Rhythmusstörungen selten gefährlich, vorausgesetzt der Betroffene leidet unter keiner Herzkrankheit. Diese sollte man aber bei Herzstolperern durch einen Arztbesuch immer ausschließen lassen!

Angina pectoris – was ist das und wann droht Gefahr?

Angina bedeutet in der Medizin das Gefühl der Enge und pectoris heißt zur Brust gehörend. Bei einer Angina pectoris handelt es sich um ein Engegefühl in der Brust, das entsteht, wenn der Herzmuskel ungenügend mit Sauerstoff versorgt wird.

Auch der Oberschenkelmuskel brennt und drückt, wenn er zum Beispiel durch viele Kniebeugen überbeansprucht wird und Sauerstoffmangel hat. Beim Herzmuskel kann das gravierende Folgen haben – Angina ist ein Warnsymptom!

Die Hauptursache für das Auftreten von Angina pectoris ist die Verkalkung, die sogenannte Arteriosklerose der Schlagadern, also der Arterien, die den Herzmuskel mit sauerstoffreichem Blut versorgen. Die Verkalkungen können die Ader verengen. Wenn dann das Herz vermehrt arbeiten muss, zum Beispiel bei körperlicher Anstrengung, Aufregung und Stress, bei schweren Mahlzeiten, Fieber oder auch Kälte, kann der benötigte Sauerstoff nicht mehr ausreichend angeliefert werden und es kommt zur Angina pectoris. In trügerischer Sicherheit wähnt sich der Mensch, bei dem die Durchblutung des Herzmuskels in Ruhe und Belastung ausreicht, er also ohne Symptome ist aber die Verkalkungen so strukturiert sind, dass sie plötzlich einreißen können und zu einem kompletten Verschluss einer Herzkranzarterie führen, was letztlich den Herzinfarkt auslöst.

Gefährdet sind hier vor allem Menschen, die an Bluthochdruck, zu hohen Blutfettwerten oder der Zuckerkrankheit leiden, aber auch Raucher und Übergewichtige. Wenn noch

Kreislaufbelastungen dazukommen, wie zum Beispiel durch eine Schilddrüsenüberfunktion, eine Blutarmut oder wenn das Herz durch eine Rhythmusstörung zu schnell schlägt, reichen schon minimale Verkalkungen der Herzkranzgefäße, damit sich ein anginöser Schmerz oder gar ein Infarkt einstellen. Die Vorbeugung wäre relativ einfach: Hochdruck, Cholesterin, Zucker kann man messen und bei Abweichungen medikamentös behandeln und Rauchen kann man sein lassen.

Wie viele Verkalkungen man hat, kann man schmerzfrei mit einem Ultraschall der Halsschlagader oder einer Computertomographie des Herzens erkennen. Nur, Vorsorgeuntersuchungen muss man für sich selbst auch veranlassen! Die Wahrscheinlichkeit, dass man an einer Herzkrankheit verstirbt ist vielfach höher als bei einem Verkehrsunfall zu Tode zu kommen.

Etwa 120000 plötzliche Herztode stehen ungefähr 3500 Verkehrstoten pro Jahr in Deutschland gegenüber. Natürlich können Brustschmerzen auch bei anderen Krankheiten, wie der Refluxkrankheit der Speiseröhre, einem Magengeschwür oder bei Wirbelsäulenabnutzung auftreten. Die „Killer Nummer 1" sind jedoch die Herz-Kreislauf-Erkrankungen, an die man zur Vorbeugung auch an erster Stelle denken sollte.

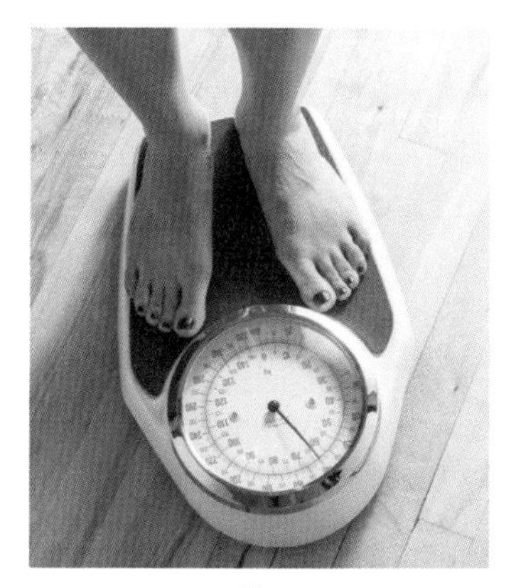

Gefahr durch Übergewicht?

Natürliche Medikamente – wirklich?

Nicht selten wird man als Arzt mit gleich oder ähnlich lautenden Aussagen konfrontiert: „Herr Doktor, ich bin zwar krank, will aber nur natürliche Medikamente nehmen!"

Zugegeben, spätestens bei der Durchsicht der Nebenwirkungen kann man auch als Arzt Sympathie für diese Ansicht dieser Patienten gewinnen. Dass die Einnahme von chemisch-synthetischen Arzneimitteln mit dem Risiko von Nebenwirkungen behaftet sein kann, ist auch der breiten Öffentlichkeit hinlänglich bekannt. Pflanzliche Arzneimittel werden hingegen als natürlich, mild und sicher und damit harmlos angesehen. Deswegen erfreuen sich pflanzliche Arzneistoffe wachsender Beliebtheit. Pflanzliche Produkte werden schon seit der Zeit der Neandertaler, also seit über 60.000 Jahren, in der Medizin eingesetzt. Ihr Einsatz wurde

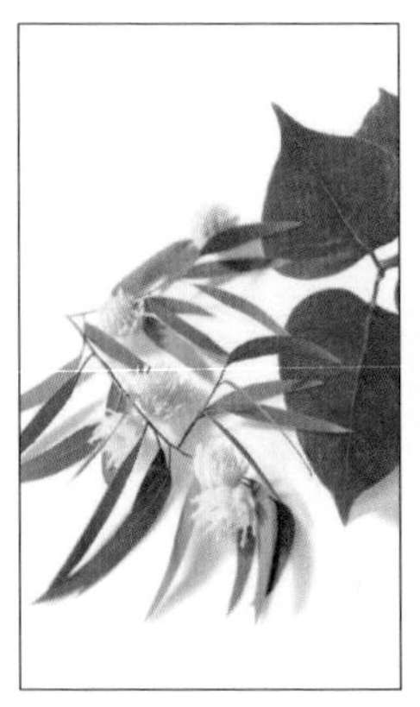

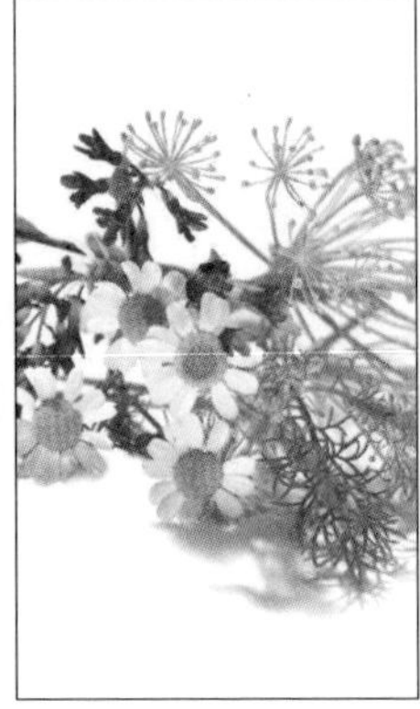

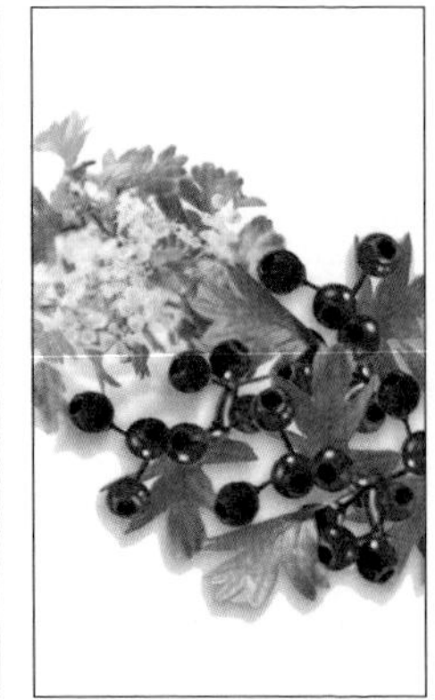

lange Zeit durch Versuch und Irrtum entwickelt und das Wissen wurde mündlich von Generation zu Generation weitergegeben. So zählen heute weltweit mindestens 122 verschiedene, aus Pflanzen gewonnene Substanzen zu wichtigen Arzneimitteln.

Tatsächlich sind ein Viertel aller in den Büchern beschriebenen Arzneimittel pflanzlichen Ursprungs und weitere 25 Prozent sind Modifizierungen von chemischen Verbindungen, die zunächst in Pflanzen gefunden wurden. Aber ist das alles nur Natur? Die Grenze zwischen natürlich und nicht-natürlich ist nicht exakt definiert. Alle Arzneimittel unterliegen in Deutschland strengen Richtlinien aber technische, sicher nicht natürliche Verfahren zur Herstellung benötigen sie alle gleichermaßen, egal, ob sie als natürlich oder nicht natürlich angesehen werden. Trotzdem ist das Vertrauen in pflanzlich basierte Medikamente in Deutschland innerhalb der EU am höchsten. Einer Bevölkerungsbefragung gemäß verwenden 73 Prozent pflanzlich basierte Arzneimittel, Frauen mehr als Männer. In der Tat haben die pflanzlichen Arzneimittel im Mittel weniger Nebenwirkungen als die rein chemisch definierten. Gefährlich sind jedoch Wechselwirkungen mit Dauermedikamenten, wenn man „Pflanzliches“ ohne Absprache mit dem Hausarzt zusätzlich einnimmt. Und die schlimmste Nebenwirkung ist meines Erachtens, wenn schwer Erkrankte ihre lebensnotwendigen Medikamente ohne Rücksprache mit ihrem Arzt durch frei verkäufliche pflanzliche Mittel ersetzen.

Letztens saß mir ein Herr gegenüber, den ich pflichtgemäß über Nebenwirkungen und Alternativen der geplanten Therapie aufgeklärt habe. Er kürzte das Ganze zackig ab indem er meinte: „Mir ist wurscht, was Sie machen, Hauptsache es hilft!“ Im Übrigen fand ich das auch im Hinblick auf die Einnahme natürlicher oder nicht natürlicher Arzneimittel eine gute Einstellung.

Herz-Kreislauf-Erkrankungen sind die Hauptursache verkürzter Lebenszeit in Gesundheit!

Wie geschockt ist man über eine Schlagzeile in der Zeitung, die über einen Verkehrsunfall berichtet und wie lässig überliest man die tausendste Warnung vor Über- gewicht. Meldungen über Unfall, Trauma und äußere Gewalteinwirkung beeinflussen eindrücklicher vorsorgliche Gedanken, z.B. einen Helm aufzusetzen oder langsamer zu fahren als die Herzinfarktstatistik unser Essverhalten beeinflusst. Das darf man nicht falsch verstehen: Jede noch so kleine Aktivität Verkehrsunfälle zu vermeiden, ist absolut notwendig. Dennoch sterben pro Jahr in Deutschland viel weniger Menschen im Straßenverkehr als am Herztod.

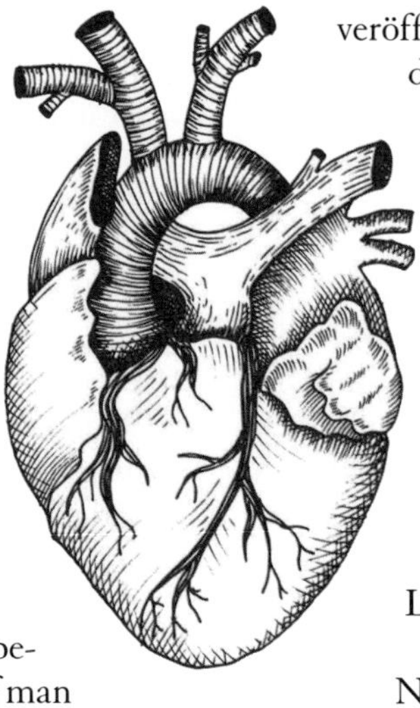

Nach einer Studie, die jüngst im Deutschen Ärzteblatt veröffentlicht wurde, ist die Lebenserwartung in Deutschland von 1990 bis 2010 von 75,4 auf 80,2 Jahre gestiegen aber in der Statistik kosten unverändert die erkrankten Herzkranzgefäße immer noch die meisten Lebensjahre.

Nach meiner Erfahrung streben aber viele Menschen gar nicht so sehr nach einer langen absoluten Lebenszeit als vielmehr nach einer langen Lebenszeit in bester Gesundheit. Gerade diese so erstrebenswerte Lebenszeit in bester Gesundheit wurde nun im Ärzteblatt für Deutschland publiziert. Im Mittel bleiben uns danach von 80,2 Gesamtlebensjahren 69,0 Jahre bei bester Gesundheit. Während die Gesamtlebenszeit von 1990 bis 2010 um fünf Jahre stieg, konnten wir die gesunde Lebenszeit nur um vier Jahre verbessern.

Die Hauptursache verkürzter Gesundheitsdauer sind nun wieder die Herz-Kreislauf-Erkrankungen. Verletzungen im Straßenverkehr liegen erst an zehnter Stelle. Die Rangliste der Risikofaktoren für eine verkürzte gesunde Lebenszeit führen Ernährungsfehler an, gefolgt von Bluthochdruck und Übergewicht.

Eine ganz entscheidende Rolle bei verlorener gesunder Lebenszeit spielen auch die Muskel- und Knochenerkrankungen (vor allem Rückenschmerzen) sowie Depressionen. Sie verhindern gesundheitsfördernden Sport und leidensfreie Arbeit. Trotz allem: Meldungen über beeindruckende akute Geschehnisse regen viel mehr zu Gedanken an. Vielleicht sollten deshalb die Gesundheitsmagazine, zum Zwecke des Erreichens einer langen gesunden Lebenszeit in Deutschland, öfter mal dem Sinne nach schreiben „…plötzlich und unerwartet ist heute die Gesundheit des Menschen XY durch falsche Ernährung und Bewegungsmangel zu Ende gegangen…“ als uns langweilige Gesundheitsratschläge zu geben.

Kropf – stille Gefahr für das Herz oder harmlos?

Es gibt nicht wenige, die der Ansicht sind, dass hierzulande zumindest ein kleiner Kropf einfach dazu gehört: „Bayerisches Gesundheitsabzeichen" oder „Ist der Hals größer als der Kopf - dann ist's ein Kropf" und viele andere Bemerkungen verniedlichen und beschwichtigen einen Zustand, der letztlich ein tückisches Krankheitsbild der Schilddrüse sein kann.

Die Schilddrüse sitzt am Hals unterhalb des Kehlkopfes und hat die Form eines Schmetterlings. Ihre Hauptaufgabe besteht darin, verschiedene Hormone zu bilden. Die Schilddrüsenhormone T3 und T4 regulieren den Fettstoffwechsel, die Schweißproduktion und die Darmtätigkeit. Außerdem wirken sie auf das Herz-Kreislauf-System: Sie können die Blutgefäße erweitern, den Herzschlag beschleunigen und den Blutdruck erhöhen. Zur Produktion dieser Hormone benötigt der Körper Jod. Da er kein Jod bilden kann, muss man das Spurenelement über das Essen aufnehmen.

Im Falle eines Jodmangels, der in Süddeutschland weit verbreitet ist, muss sich die Schilddrüse vergrößern, um die ausreichende Hormonmenge produzieren zu können. Es kommt zur Kropfbildung. Besteht eine Schilddrüsenvergrößerung oder ein Kropf

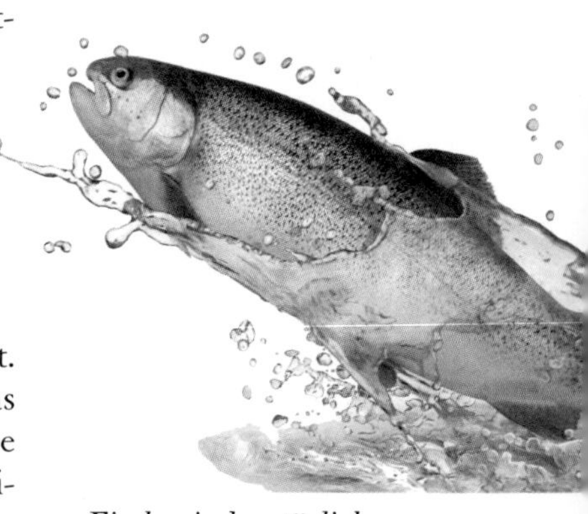

Fische sind natürliche Jodlieferanten.

aufgrund eines Jodmangels über längere Zeit, verändert sich das Schilddrüsengewebe und es kommt zur Knotenbildung.

In „heißen" Knoten sammeln sich überaktive Schilddrüsenzellen. Unabhängig vom tatsächlichen Bedarf produzieren diese Knoten unkontrolliert Hormone. Es kann eine Schilddrüsenüberfunktion, eine sogenannte Hyperthyreose entstehen. Mögliche Beschwerden sind dabei Nervosität, Schlafstörungen, Durchfall und abnehmende Leistungsfähigkeit. Vielfach merken Patienten die Schilddrüsenüberfunktion erst, wenn das Herz betroffen ist. Es kommt zu schnellem und unregelmäßigen Herzschlag, dem Vorhofflimmern.

Dadurch entsteht eine Herzleistungsschwäche, die oft nur schwer in den Griff zu bekommen ist. Vorhofflimmern ist die häufigste anhaltende Herzrhythmusstörung des Erwachsenen und beinhaltet die Gefahr des Schlaganfalles der nur durch blutverdünnende Medikamente, wie zum Beispiel dem Marcumar begegnet werden kann. Genauso wie die Überfunktion führt die Schilddrüsenunterfunktion zu einer Herzleistungsschwäche. Die Herzkraft ist gesenkt, der Puls verlangsamt. Auffällig ist vor allem die Neigung zur Gewichtszunahme.

So hat der Volksmund nicht selten bei stark übergewichtigen Menschen behauptet: „Der hat es an den Drüsen." Vermeiden lässt sich all der Ärger mit dem Kropf durch Jodspeisesalz und eine harmlose Vorsorgeuntersuchung mit Blutabnahme und vielleicht einer Ultraschalluntersuchung. Letztere ist harmlos, der Kropf ist es nicht!

Verstopfte Beinschlagadern – „Schaufensterkrankheit"

Entgegen so mancher Vorstellung handelt es sich bei dem Begriff „Schaufensterkrankheit" nicht um den in der Adventszeit vielfach zu beobachtenden Kaufrausch in den Fußgängerzonen der Großstädte.

Nein, es verbirgt sich dahinter eine gefährliche und nicht seltene Erkrankung der Beingefäße. Aufgrund von Verengungen oder sogar Verschlüssen der Beinschlagadern durch Verkalkungen, Cholesterineinlagerungen oder Blutgerinnselbildungen kommt es zur Minderdurchblutung des Beines.

Die Beschwerden sind belastungsabhängig. Wenn ein guter Sportler vielleicht erst bei hundert Kniebeugen ein Brennen im Oberschenkel verspürt, so treten diese Symptome bei der Schaufensterkrankheit wesentlich früher auf. Oft schon nach einer kurzen Gehstrecke von wenigen Metern. Tückisch sind die Anfangsstadien, wenn noch keine Symptome verspürt werden aber die Gefäßverkalkung voranschreitet und sich nicht nur auf die Beine beschränkt.

Mehr als die Hälfte der Menschen, die die Schaufensterkrankheit haben, sind auch von einer Herzkranzgefäßerkrankung betroffen und haben eine hohe Gefährdung für einen Herzinfarkt oder gar den plötzlichen Herztod. Der Endpunkt der Schaufensterkrankheit ist das sogenannte „Raucherbein". Durch die verstopften Schlagadern stirbt langsam das Beingewebe, die Haut, die Muskeln und das Bindegewebe ab. Oft hilft dann nur noch eine Amputation, um Schmerzen oder eine schleichende Infektion mit Blutvergiftung zu verhindern. Damit es nicht so weit kommt, sollten die Hauptrisikofaktoren für eine Gefäß-

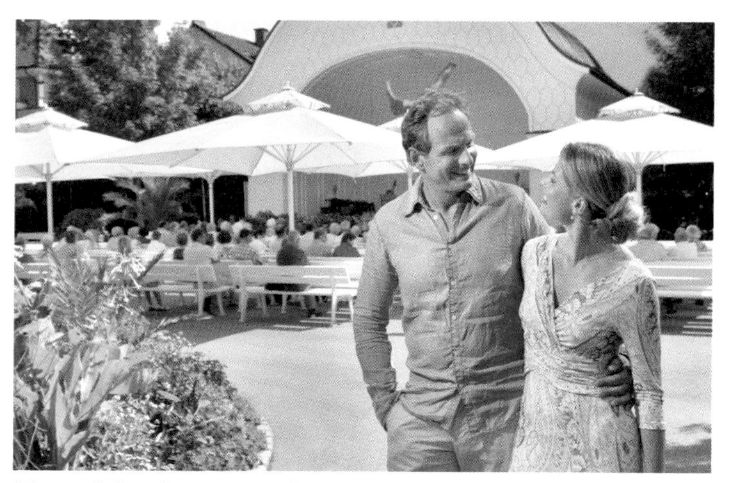

Ein täglicher Spaziergang beugt vor.

verkalkung, wie Rauchen, hoher Blutdruck, erhöhtes Cholesterin und die Zuckerkrankheit behandelt werden. Nach meiner Erfahrung finden sich aber immer wieder an den Folgen der Gefäßverkalkung schwer erkrankte Patienten, die ihr ganzes Leben nie geraucht haben, normalen Blutdruck messen und unauffällige Blutzucker- und Cholesterinwerte haben.

Bei diesen Patienten sind oft genetische Faktoren, das heißt Vererbung, ausschlaggebend. Hier können manch seltene Blutkomponenten krankhaft verändert sein, wie zum Beispiel das Homocystein oder das Lipoprotein (a). Interessanterweise ist auch die Überaktivität ein Risikofaktor für Gefäßverkalkung. Sagt da nicht auch der Volksmund, dass den Hektiker der Schlag treffen könnte.

Die kontrollierte, sinnvolle Bewegung mit Maß und Ziel ist andererseits die beste Vorbeugung. Schon ein täglicher Spaziergang von nur einer halben Stunde mit angenehmer Unterhaltung kann das Arterioskleroserisiko für Herzinfarkt, Schlaganfall oder Beinamputation um 45 Prozent senken.

So gesehen ist gerade der Schaufensterbummel in der Adventszeit durchaus förderlich, die Schaufensterkrankheit zu verhindern.

Schnupfen und Sport?

Es ist schon ziemlich lästig, wenn uns in der kalten Jahreszeit jedes Jahr wieder die Grippe- und Schnupfenviren bedrohen. „Zum Mond können die Menschen fahren, aber gegen Schnupfen haben sie nichts." „Mit Behandlung dauert er 14 Tage, ohne Behandlung zwei Wochen." Viele solcher Sprüche von genervt Erkrankten bekommt man auch als Arzt nicht ganz zu Unrecht immer wieder zu hören. „Gegen Schnupfen hilft die Grippeimpfung auch nichts, also was soll man machen?"

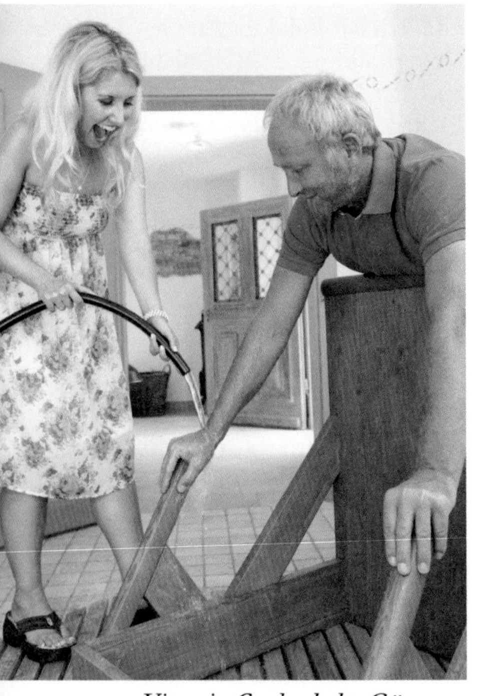

Vitamin C oder kalte Güsse gegen Schnupfen?

Die einen schwören auf Vitamin C und auf vorbeugende kalte Güsse oder Ähnliches. Trotzdem, auch die erwischt es manchmal. Die anderen raten schlicht und einfach, den Schnupfen zu ignorieren. Weiter wie bisher, arbeiten, Sport, man kann ja sowieso nichts machen. Ist das richtig? Entgegen so mancher Vorstellung handelt es sich selbst beim banalen Schnupfen um keine Verkühlung sondern um eine Virusinfektion, die durch Händekontakt oder Tröpfcheninfektion übertragen wird.

Die beste Vorbeugung ist also eine gute Händehygiene und die Vermeidung eines zu engen Kontaktes zu den „Verschnupften“. Natürlich mag es bei einem ganz harmlosen Schnupfen, vorausgesetzt man fühlt sich wohl, ohne Folgen sein, wenn man sich fortgesetzt körperlich belastet. Doch generell ist Vorsicht angebracht. Vor allem, wenn Fieber auftritt, sollte man den Sportplatz meiden. Sport kann die Viren im Körper aktivieren und anregen so dass sie im schlimmsten Fall das Herz angreifen. Ist das Immunsystem nicht in der Lage, die Viren zu beseitigen, schwelt manchmal eine Immun- oder Entzündungsreaktion weiter und es kann zur Herzmuskelentzündung, einer sogenannten Myokarditis kommen. Diese ist mitunter lebensgefährlich.

Leider gibt es einige großartige Leistungssportler, die sich vielleicht wegen einer kommenden Olympiade oder einem großen Wettkampf die Pause nicht gönnen wollten und deshalb mit einer nicht erkannten Myokarditis einen Herzstillstand erleiden mussten oder gar plötzlich daran verstarben. Immer wieder liest man von plötzlichen Herztoden auf dem Fußballplatz. Nicht selten lag dem Ereignis eine Herzmuskelentzündung zu Grunde, die vielleicht mit körperlicher Schonung zu verhindern gewesen wäre.

Andererseits ist der Sport, wenn man gesund ist, eine ausgezeichnete Vorbeugemaßnahme gegen Infektionen. Durch die mit Freude gestaltete, angenehme sportliche Betätigung, sei es zum Beispiel der tägliche Spaziergang oder ein fröhlicher Tanz lässt sich nachweislich die Abwehrlage verbessern. Für den Fall des Schnupfens oder gar des grippalen Infektes gilt für körperliche Belastungen jedoch: Ein Weniger ist hier ein Mehr!

Sport beugt Depressionen vor!

Bekanntlich haben schon die alten Römer gehofft, dass sich in einem gesunden Körper ein gesunder Geist befinde („mens sana in corpore sano“).

Ja klar, Sport macht Spaß, wenn ihn jemand betreibt, der nicht behauptet, Sport sei Mord. Meines Erachtens muss man das auch gar nicht behaupten, wenn unter Sport körperliche Ertüchtigung mit Freude verstanden wird und nicht Rennauto am Limit zu fahren oder sich gegenseitig im Kampf den Kopf kaputt zu boxen. Dass die regelmäßig betriebene, ausdauernde Bewegung mit Freude tatsächlich den Geist fördert und sogar schlechter Stimmung vorbeugen kann, wurde in einer jüngst veröffentlichten Studie amerikanischer Nervenärzte mehr oder weniger bewiesen. In den meisten Altersgruppen gaben Teilnehmer, die sich viel bewegten, weniger depressive Symptome an als die Bewegungsarmen. Diese Assoziation war bereits bei jungen Menschen nachweisbar. Aber gerade für ältere Menschen gilt es: Sport beugt Depressionen vor. Und das kann man aktiv beeinflussen.

So gab es Studienteilnehmer, die anfangs unsportlich waren und in den Folgejahren ihre körperliche Aktivität verstärkten: Jede zusätzliche Aktivitätseinheit pro Woche reduzierte dann das Depressionsrisiko um 6 Prozent. Bei drei wöchentlichen Aktivitäten sank das Risiko, an Depressionen zu leiden sogar um 16 Prozent.

Diese günstige Wirkung war bei allen nachweisbar und nicht etwa nur bei Menschen mit einer vermehrten Neigung zur Depression. Leider bewegen sich die meisten Menschen viel zu wenig. Man nimmt an, dass der Anteil der Menschen mit Inaktivität 19 Prozent bei den Männern und 26 Prozent bei den Frauen ist. Dass mehr Bewegung nicht nur die seelische Gesundheit fördert, sondern auch die Fitness verbessert, die Abwehrkräfte mobilisiert und gegen Herz-Kreislauf-Erkrankungen vorbeugt, ist hinlänglich bekannt.

Meines Erachtens ist aber viel zu wenig bekannt, dass mit Sport im gesundheitsfördernden Sinne nicht der allgemein als Sport verstandene Kampf um Zehntelsekunden, der Sprint um den Ball oder die endlose Bergtour „um die Wette" gemeint ist, sondern die mit Freude begangene, individuell ausgesuchte Sportart.

So kann es für einen förderlich sein, hunderte Kilometer zu radeln, aber es kann, gerade im hohen Alter, auch der langsame Weg zum Garten am Rollator sein oder der Sitztanz mit Musik. Was letztlich für das Wohlbefinden sorgt, wird heftig diskutiert: Sind es die Endorphine oder Endocannabinoide, rauschgiftähnliche, körpereigene Substanzen oder das Serotonin, das sogenannte Glückshormon, die beim Ausdauersport vermehrt ausgeschüttet werden und „High" machen.

Die Frage ist zwar wissenschaftlich noch nicht eindeutig beantwortet, wird aber vielen auch egal sein. Die Frage, die eher untersucht werden sollte, ist: Warum treibe ich nicht mehr Sport, obwohl ich weiß, dass er mir gut tut? Das muss nun aber jeder selbst mit seinem sogenannten „inneren Schweinehund" ausdiskutieren.

„Morgen, morgen nur nicht heute..." – Faulheit oder Krankheit?

Manchmal weiß man es einfach nicht zu sagen – soll die lästige Aufgabe sofort bearbeitet werden, weil sie dann weg ist oder soll man sie liegen lassen, weil sich manches von selbst erledigt. Meist liegen einem die Sprüche im Ohr: „Morgen, morgen nur nicht heute, das sagen alle faulen Leute!" oder „Was Du heute kannst besorgen, das verschiebe nicht auf morgen." oder man findet eine andere Motivation, eine Arbeit nicht aufzuschieben.

Dennoch haben rund 20 Prozent der Bevölkerung erhebliche Probleme, meist unangenehme Dinge abzuschließen. Dabei stehen zum Beispiel Haushaltstätigkeiten und Papierkram an oberster Stelle. So kann dieses Aufschieben von Tätigkeiten auch ein solches Ausmaß erreichen, dass es krankhaft wird. Es können daraus Erfolglosigkeit, sozialer Abstieg bis hin zu depressiven Störungen resultieren. Fachsprachlich wird das Phänomen Prokrastination genannt und bezeichnet das Verhalten, Aufgaben trotz vorhandener Gelegenheiten und Fähigkeiten entweder nicht, oder erst nach sehr langer Zeit und dabei oft zu spät zu erledigen.

Behandlungsbedürftig wäre die Prokrastination, wenn wichtige Herausforderungen des Lebens systematisch vermieden und dadurch Wohlbefinden und persönliche Entwicklung dauerhaft eingeschränkt werden. Meist sind Menschen betroffen, die in ihren Tätigkeiten große zeitliche Freiheit genießen, wie zum Beispiel Studenten oder Künstler. Wer am Fließband steht hat dagegen keine Chance, viel aufzuschieben. Oft geht durch ständige Konfrontation mit Unerledigtem das Selbstwertgefühl zurück, weil man sich als Versager oder als „fauler Hund" fühlt.

In einer Studie an der Uni Mainz wurde nun bestätigt, dass die Aufschieberei mit Stress, Depression, Angst, Einsamkeit und Erschöpfung einhergehen kann und die Lebenszufriedenheit verringert. Wer Tätigkeiten häufig aufschiebt, lebt seltener in Partnerschaften, ist häufiger arbeitslos und verfügt über ein geringeres Einkommen.

Betroffen sind öfter männliche Schüler und Studierende. Bemerkenswert ist, dass auch frei gewählte, angenehme Beschäftigungen der Aufschieberei zum Opfer fallen, zum Beispiel der Sprachkurs, das Training im Sportstudio, das Üben am Musikinstrument. Kleine Wege zur Selbstüberlistung sollen gegen das Aufschieben helfen: Ordnung am Arbeitsplatz, in der Küche oder Werkstatt schaffen, eine Tätigkeitsliste aufstellen und das Erledigte abhaken, nur kleine Schritte gehen und nicht alles auf einmal planen und sich am Ende mit irgendetwas selbst belohnen.

Besonders wichtig erscheint, wirklich zu wissen, was wichtig und was unwichtig ist. Tieren gelingt das offensichtlich besser, denn bei Tieren ist das Phänomen recht selten. Fragen Sie mal Hund und Katz, wie sie es schaffen, sich öfters am Tag gründlich zu putzen und das nie aufzuschieben. Aber fragen Sie auch, ob sie schon das Formular ausgefüllt haben, den Keller aufgeräumt oder ob sie ein Problem mit ihrer Faulheit haben.

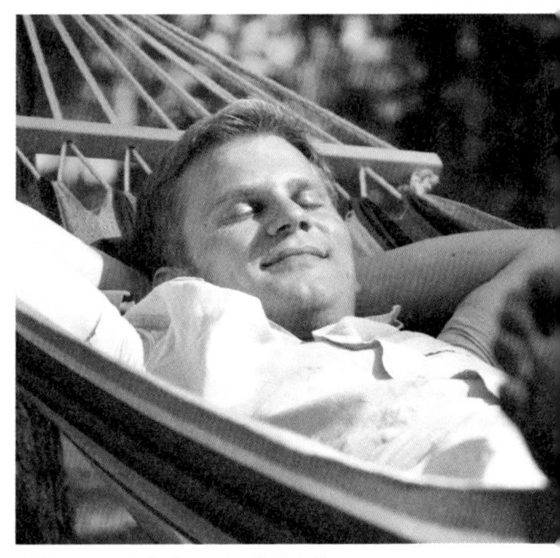

Wann wird das Aufschieben von Tätigkeiten krankhaft?

Hormonschwankungen – Erklärung für alles?

Mit Beginn des Frühlings hebt sich bei vielen die Stimmung, bei anderen beginnt die Frühjahrsmüdigkeit. Die Freude des jungen Menschen sich extrovertiert hübsch zu machen wird häufig genauso mit Hormonschwankungen erklärt, wie die Neigung zur Weinerlichkeit oder die allgemeine Schlappheit bei älteren Menschen mit dem nahestehenden „Wechsel" und dem damit bedingten Hormonmangel.

Der Volksmund neigt dazu, vieles, was sich nicht mit dem Föhn entschuldigen lässt, auf die Hormone zu schieben. Stimmt das? Hormone sind körpereigene, von Drüsen mit innerer Sekretion gebildete und ins Blut abgegebene Wirkstoffe, die biochemisch-physiologische Abläufe steuern und koordinieren. Hormonschwankungen an sich bewirken dabei physiologische Vorgänge, also ganz gesunde Abläufe und Funktionen des Körpers und der psychischen Reaktionen darauf.

Das Wort „Hormone" leitet sich übrigens aus dem Altgriechischen ab und bedeutet so viel wie antreiben oder erregen. Hormone werden nicht nur in den Geschlechtsorganen produziert, wie zum Beispiel das Testosteron oder die Östrogene sondern auch in der Schilddrüse, der Nebenniere und der Bauchspeicheldrüse.

Das Gehirn kontrolliert viele hormonelle Vorgänge über die Hirnanhangsdrüse, die Hypophyse und produziert selbst einige Botenstoffe, die auch als Hormone klassifiziert werden, wie zum Beispiel die Glückshormone oder auch bestimmte Stresshormone. Viele Vorgänge im Körper werden über Hormone reguliert, so zum Beispiel der Zucker- und Fettstoffwechsel, nicht zuletzt die Nahrungsaufnahme, die

Funktion der Schilddrüse, der Knochenstoffwechsel, der Monatszyklus der Frau und die Sexualentwicklung bei Mann und Frau sowie die Anpassung an Angst und Stress.

Viele Erkrankungen sind durch Hormonfehlfunktionen, Hormonmangel oder Hormonüberschuss erklärbar. Aufgrund der Vielfältigkeit der Hormonwirkungen im Körper kann man offensichtlich nicht wirklich ausschließen, dass auch Schwankungen der Befindlichkeit und der Stimmung durch Hormonschwankungen erklärbar sind.

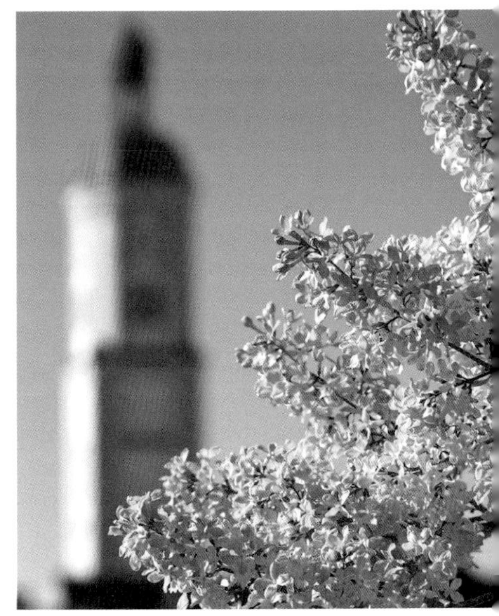

Frühling: Neigung zu Schlappheit bei älteren Menschen.

Vielfach darf man also auch dem Volksmund nicht komplett den Mund verbieten, wenn er vieles mit den Hormonschwankungen im Körper zu erklären versucht. Die Welt der Medizin ist übrigens recht kreativ, wenn es um die Therapie vermeintlich durch Hormonschwankungen ausgelöste Befindlichkeitsstörungen geht: So wird neben Gesichtsgymnastik gegen wechselbedingte Faltenbildung und Bauch-Beine-Po-Workout gegen alterungsbedingten Muskelabbau auch empfohlen, seinem den Hormonschwankungen ausgesetzten Partner gegenüber maximales Verständnis entgegenzubringen, wenn er unverständlicherweise plötzlich heizt oder lüftet, lacht oder weint, Sport treibt oder schläft und so weiter.

Wie gut ist es also für Partnerschaften, dass es Hormonschwankungen gibt!

Schnarchen – nervig oder krank?

Nacht für Nacht haben etwa 17 Millionen Deutsche Ärger mit ihrem Partner, weil dieser immer wieder in dieses, sicher jedem geläufige, sägende Dauergeräusch wechselt und dem Nicht-Schnarcher den Schlaf raubt. Man möchte nicht wissen, wie viele Aggressionen sich entwickeln, weil auf Camping-Plätzen oder Berghütten diese Urlaubszerstörer heimlich verflucht werden, vor allem, wenn sich die Lautstärke bis 90 Dezibel aufschaukelt, was einem vorbeifahrendem LKW entspricht. Ärgert man den Schnarcher oder hilft man ihm sogar, wenn man ihn auf dieses Problem hinweist? Wenn Sie mal Schlaues sagen wollen, nennen Sie Schnarchen Rhonchopathie, also so, wie es im medizinischen Fachjargon heißt. Mit zunehmendem Alter schnarchen rund 60 Prozent der Männer und 40 Prozent der Frauen. Etwa 10 Prozent der Kinder schnarchen.

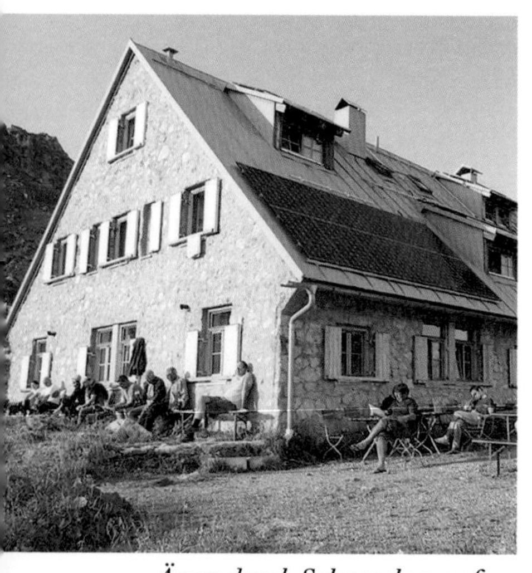

Ärger durch Schnarchen auf Berghütten.

Interessanterweise gibt es tatsächlich für den Schnarcher ungefährliches, also nur für den Partner nerviges Schnarchen, andererseits gibt es auch das gefährliche Schnarchen. Schnarchen wird gefährlich, wenn es mit Atemaussetzern, sogenannten Apnoe-Phasen einhergeht. Die Schlafapnoe ist ein krankhafter Atemstillstand während des Schlafens, der in extremen Fällen Minuten andauern kann. Die Ursachen sind komplex: Wenn sich im Schlaf die Muskulatur entspannt, können Unterkiefer und Zungengrund in der Rückenlage so weit nach hinten rutschen, dass sie den Eingang der Luftröhre blockieren.

Durch diese Verengung, der Obstruktion, können sich die Atemwege vollständig verschließen. Obwohl die Zwerchfellmuskulatur weiterarbeitet, gelangt keine Atemluft mehr in die Lunge, die Atmung steht für kurze Zeit still. Das ist eine starke Belastung für den Körper, wenn das Nacht für Nacht geschieht.

Bei Verdacht auf eine Schlafapnoe sollte man zum Arzt gehen, weil ernste Folgen wie Bluthochdruck oder erhöhte Tagesschläfrigkeit mit Sekundenschlaf am Steuer drohen. Manchmal kann man allein mit der Behandlung der Schlafapnoe, Patienten mit Bluthochdruck von ihren ungeliebten Medikamenten befreien. Menschen mit Schlafapnoe haben ein hohes Risiko für einen Herzinfarkt oder Schlaganfall. Zur Diagnose kann man den Schlaf ganz einfach mit einem ambulant verwendbaren Messgerät untersuchen. Zur Therapie hilft eine kleine Atemhilfsmaske, die nachts getragen wird. Das gefährliche Schnarchen mit obstruktivem Schlafapnoe-Syndrom ist unter Schnarchern relativ häufig.

Männer trifft es auch hier häufiger als Frauen, Raucher eher als Nichtraucher. Meist sind es die Partner, denen die Gefährdeten auffallen. Deswegen sollten Schnarcher dankbar sein, wenn man sie auf ihr Schnarchen aufmerksam macht. Andererseits wäre es für das Zusammenleben gut, wenn man mal selbst fragt, wie eigentlich seine Mitmenschen neben einem schlafen können.

Zecken durch Klimawandel immer gefährlicher?

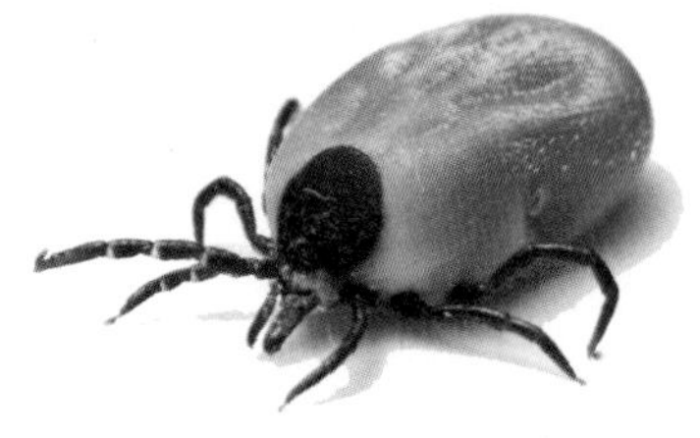

Auch wenn der Wolf wieder in unsere heimischen Wälder zurückkehrt, gebe ich zu, dass ich viel mehr als vor einem Wolfsbiss Respekt vor einem Zeckenstich habe. Selten, aber potenziell hochgefährlich ist ein Virus, das von der Zecke übertragen wird und die Frühsommermeningoencephalitis (FSME) verursacht. Dagegen kann man sich impfen lassen, was besonders empfehlenswert ist, wenn man in einem Risikogebiet lebt oder dorthin reist.

Die Zahl der FSME-Risikogebiete in Deutschland erhöht sich Jahr für Jahr. Auch wenn ein Landkreis vermeintlich von FSME frei sein soll, sollte man sich meines Erachtens nicht darauf verlassen, dass sich so eine Zecke mit dem FSME-Virus an die Landkreisgrenzen hält. Vermutlich verbreiten Vögel sowie größere Haus- und Wildtiere wie Füchse und Rehe Zecken auch über größere Distanzen. Die meisten Landkreise, die ein Risikogebiet darstellen, befinden sich in Bayern und Baden-Württemberg. Es folgen mit Abstand Hessen, Thüringen, Rheinland-Pfalz, das Saarland und Sachsen. Auch wenn die Nächte im Frühjahr manchmal noch recht kalt sind, sind die Zecken schon aktiv.

Sie benötigten dann zwar am Tag noch etwas Zeit, um auf „Betriebstemperatur" zu kommen, gehen aber dann auf Wirtsuche. Am häufigsten sind sie deshalb über die Mittagszeit aktiv und vor allem an sonnigen und windstillen Plätzen auf Wiesen, an Waldrainen und auch im Laubwald anzutreffen. Gewöhnlich werden Zecken bei Temperaturen ab etwa 5°C bis 7°C aktiv. In der Regel halten die achtbeinigen Blutsauger von November bis Ende Februar Winterruhe.

Allerdings beobachten Experten seit geraumer Zeit, dass sie, vielleicht wegen des Klimawandels und milder Winter, ihre Aktivitäten ausweiten. Heute werden das ganze Jahr über aktive Zecken beobachtet. Es empfiehlt sich, nach einem Spaziergang in der Natur, vor allem, wenn man im hohen Gras am Waldrand ging, die Kleidung und den Körper nach Zecken abzusuchen. Beruhigend finde ich, dass nur 1 von 1.000 bis 1 von 100 Zecken das FSME-Virus in sich tragen und nur jeder dritte, der sich mit dem Virus infiziert auch Symptome entwickelt.

Trotzdem sollte man Zeckenstiche ernst nehmen, die Stichstelle auf zunehmende Rötung überprüfen, was auf die häufigere Borreliose hinweisen kann, und gegebenenfalls den Hausarzt zu Rate ziehen. Übrigens, die Wolfsbisswahrscheinlichkeit läge derzeit noch im Bereich der Wahrscheinlichkeit von einem Meteoriten getroffen zu werden.

Juckreiz – lästig oder Warnsignal?

Erfreulicherweise ist nun im Herbst die Zeit der Mückenplage vorbei, die die meiste Zeit im Jahr für erheblichen Juckreiz verantwortlich sein kann. Trotzdem gibt es viele lästige Ursachen für Juckreiz. Wer kennt es nicht: Nach einem Spaziergang in der Kälte kommt es beim Wiedererwärmen der Hände zu deren Rötung und zu einem schlimmen Hautjucken, einer sogenannten Kälteurticaria oder kältebedingten Nesselsucht.

Juckreiz kann harmlos sein oder manchmal sogar schwere Krankheiten andeuten. Wenn sich kein Mückenstich oder kalte Hände als klare Ursache zur Erklärung findet, sollte unklarer Juckreiz Anlass sein, seinen Hausarzt aufzusuchen. Medizinisch heißt Juckreiz Pruritus. Das Wort leitet sich vom Lateinischen Wort prurire, zu Deutsch jucken, her. Das Gefühl, Juckreiz zu haben, kann übrigens, genauso wie Gähnen, ansteckend sein. Dabei handelt es sich nicht wirklich um eine Infektion, die weitergegeben wird, sondern Juckreiz wird im Gehirn mit dem Gedächtnis verknüpft.

So kann der Anblick eines Menschen, der sich kratzt, zu dem Gefühl führen, sich selbst kratzen zu müssen, genauso, wie man Gähnen muss, wenn man jemand anderen gähnen sieht. Vermittelt wird der Juckreiz über Botenstoffe, wie zum Beispiel das Histamin. Es kann auch durch Medikamente, Allergene, Gifte, Nahrungsmittel, Pflanzen oder Insekten freigesetzt werden.

Letztlich reizt das Histamin langsam leitende Nervenfasern, die anstatt Schmerz Juckreiz verspüren lassen. Manchmal sieht man Hautveränderungen, die dem Juckreiz zugrunde liegen, wie zum Beispiel Ekzeme, Schuppenflechte, Hautpilze oder Nesselsucht. Andererseits kann Juckreiz auch verspürt werden, wenn gar keine Hautläsionen sichtbar sind. Das kann Ausdruck einer Diabeteserkrankung, einer schwachen Niere oder einer Lebererkrankung sein. Bei Senioren gibt es den Altersjuckreiz, der durch Flüssigkeitsmangel in der altersbedingt sowieso schon dünnen und abwehrgeminderten Haut ausgelöst wird. Leider nimmt das Durstgefühl mit zunehmendem Alter ab, so dass Wassermangel ein häufiges Problem darstellt.

Man kann das selbst testen: Zwickt man eine Hautfalte am Handrücken, hat man Flüssigkeitsmangel, wenn sich diese Hautfalte nicht in kürzester Zeit wieder dem Hautniveau anpasst sondern stehen bleibt. Des Weiteren zerstört zu häufiges Waschen und Baden den Schutzmantel der Haut, besonders, wenn chemische Seifen und Badezusätze verwendet werden. Wer sich oft in stark beheizten Räumen mit wenig Luftfeuchtigkeit aufhält, trägt so ebenfalls zur Austrocknung der Haut bei. In keinem Fall sollte unkontrolliertes Schmieren von Salben oder gar Cortisonpräparaten eine gründliche ärztliche Untersuchung verzögern. Übrigens ist auch in Ärztekreisen neu, dass Selbstportraits mit mehreren Personen, die sogenannten Selfies zu Juckreiz führen können. Grund sei laut einer amerikanischen Untersuchung, dass Läuse durch den engen Kopfkontakt beim dichten Kopf-an-Kopf-Zusammenstehen für ein Selfie übertragen werden können.

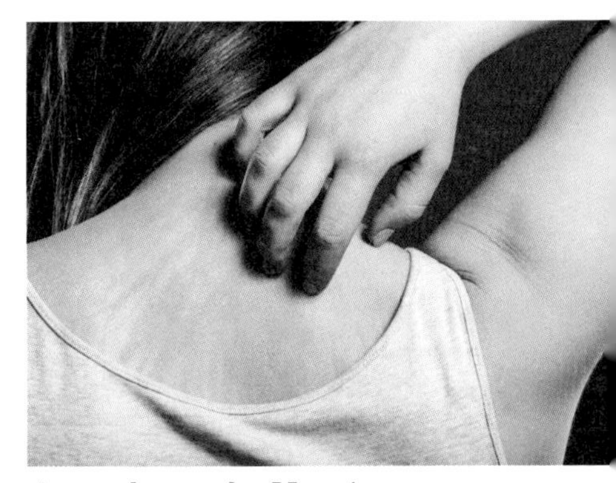

Austrocknung der Haut in stark beheizten Räumen.

Stress – was ist gut, was ist schlecht daran?

„Stress lass nach!" Wieviele Menschen müssen das täglich zu sich selbst sagen – die Abschlussprüfung naht und der Chef überträgt einem viel zu viele Aufgaben. Die Gedanken werden fahrig, die Hände werden schwitzig, die Knie zittrig, man neigt zu Durchfall und spürt den schnellen, eigenen Puls im Hals.

Wenn man doch in all diesen Situationen einfach „cool" bleiben könnte, wäre alles halb so schlimm. Wieso reagiert man bei Stress eigentlich so? Und welchen Sinn soll das haben? Der Begriff Stress umschreibt Anspannung, Belastung, Anstrengung, Mühe etc., wurde 1936 von einem österreichisch-kanadischen Biochemiker namens Selye geprägt und gehört laut Duden zum deutschen Wortschatz. Die Mehrzahl ist übrigens „die Stresse", wenn man in seinem Inneren tatsächlich Raum für mehr als einen Stress hätte.

Die klassische Stressreaktion und deren biologischen Sinn kann man sich an einem Beispiel aus der Tierwelt herleiten: Stellen Sie sich eine Antilope im Busch vor, die den hungrigen Löwen nahen sieht. Sie muss in Stress geraten, um ihr Leben zu retten. Puls und Blutdruck müssen ansteigen, damit sie loslaufen kann. Alles Blut muss in die Muskeln umverteilt werden, die Knie müssen laufen wollen. Die Durchblutung des Darmes zur Verdauung ist in diesem Fall unwichtig – der Darm lässt los. Es muss zu einer Denkhemmung kommen, denn wenn die Antilope lange überlegen würde: „Laufe ich links, oder laufe ich rechts?" hätte der Löwe ein leichtes Spiel. Zudem muss die gesamte Energie ins Blut, der Blutzucker erhöht sich, die Blutfette steigen an. Vermittelt wird die Stressreaktion über das Stresshormon Adrenalin, das seine Wirkung an den Körperzellen über die sogenannten Betarezeptoren entfaltet.

Im Gegensatz zur Antilope und der Tierwelt gibt es beim Menschen nur noch selten Anlass für einen biologischen Sinn des Stresses. Hungrige Löwen kann man als Stressauslöser ausschließen. Leider gibt es aber viele nicht biologisch begründbare, Stress auslösende Faktoren, die der Gesundheit schaden können. Vor allem, wenn die Stressfaktoren ohne Unterbrechung einwirken. Streitigkeiten, Prüfungen, Lärm, unliebige Mitmenschen, nervige Umgebungen etc. können all die oben genannten Körperreaktionen auslösen, weshalb chronischer Stress zu Bluthochdruck, Herzrasen, Darmerkrankungen und vielem mehr führen kann. Als Stressreaktion in einer Prüfung ist gerade die Denkhemmung problematisch. Manchmal kann ein Betarezeptorenblocker die Adrenalinwirkung unterbrechen, viel besser wäre, die individuellen Ursachen für den eigenen Stress zu ergründen und langfristig zu reduzieren oder gar gänzlich zu vermeiden.

Viele heilende Therapiemethoden in der Medizin erzielen ihre Wirkung über die Stressreduktion, wie zum Beispiel das autogene Training. Ein wenig Stress kann dennoch leistungsfördernd sein, was zum Beispiel dem Wettkampfsportler nützt. Und sollte jemand tatsächlich einem hungrigen Löwen begegnen, dann wird er den biologischen Sinn der Stressreaktion durchaus zu schätzen lernen.

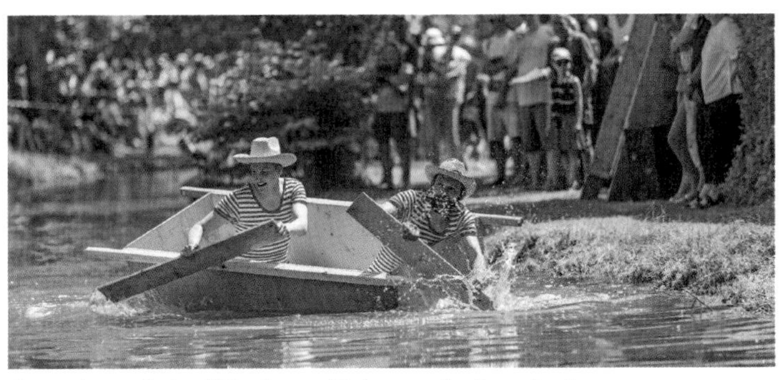

Stress kann beim Wettkampf leistungsfördernd sein.

Die Angst beim Doktor

Obwohl der Gang zum Arzt für die meisten Menschen eine segensreiche Linderung darstellt oder höchst erleichternd wirken kann, gilt verwunderlicherweise in einigen Fällen: Lieber Schmerzen ertragen als zum Arzt gehen oder lieber Karies als ein Zahnarztbesuch.

Männer meiden den Arztbesuch eher als Frauen. Der Grund, Vorsorgeuntersuchungen verstreichen lassen, Kontrollbesuche zu umgehen oder Arzttermine hinauszögern ist fast immer die Angst vor Ärzten. Dies kann sich sehr unterschiedlich ausdrücken: vom flauen Gefühl in der Magengegend bis hin zu Schweißausbrüchen, Sprachlosigkeit oder gar Panikattacken.

Manchmal ist der Blutdruck beim Arztbesuch wegen des damit verbundenen Stresses recht hoch, kontrolliert man ihn aber entspannt zu Hause ist er völlig normal. Dieses Phänomen nennt man „Weißkittelhochdruck". Laut einer Erhebung des Berufsverbandes der Allgemeinärzte leiden etwa zwei Millionen Deutsche unter einer überhöhten Angst vor dem Arztbesuch. Dies heißt im Fachjargon Iatrophobie (altgriechisch iatros: Arzt und phóbos: Furcht). Meist findet sich der Ursprung dieser Ängste in der Vergangenheit: Schlechte Erfahrungen, üble Erzählungen, Negativberichte über den eigenen Arzt und eigene Negativerlebnisse können maximal verunsichern.

Zurückliegende ungünstige Diagnosen oder schmerzhafte Behandlungen können die Abneigung gegen den Arztbesuch auslösen. Oft sind die Ursachen für eine derartige Furchtsamkeit aber auch bereits in der Kindheit zu suchen. Es gibt leider kaum ein Kind, das beim Arztbesuch freudestrahlend die Praxis betritt. Kleine Kinder haben frühe Kontakte mit Ärzten, wenn sie ihre Impfungen bekommen, was nicht immer als positiver Eindruck empfunden wird.

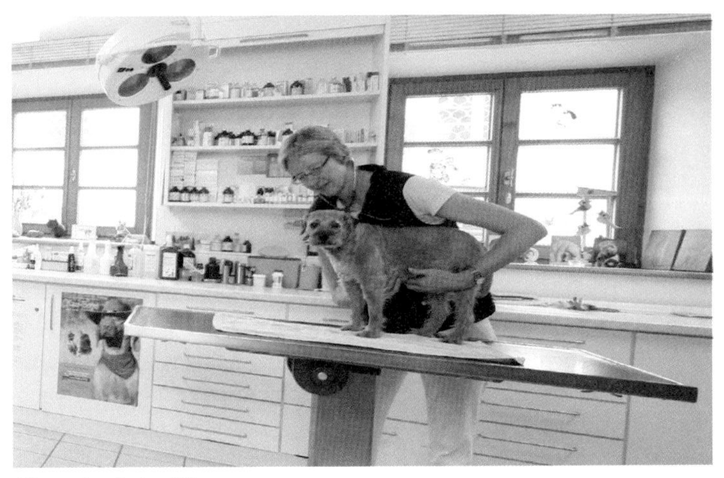

Haustier beim Tierarzt.

Mein Eindruck ist jedoch, dass dic Angst und der Respekt vor Diagnose und Therapie im Lebewesen genetisch irgendwie bereits vorprogrammiert sein muss. Ein Besuch mit dem Haustier beim Tierarzt lässt einen staunen: Vor lauter Angst liegen Kampfhunde neben Kuscheltieren, Katzen sind sich mit Meerschweinchen einig, das Übles drohen könnte und schließen im Wartezimmer aus Angst vorübergehend sogar Frieden, während andere Tiere sich tobend aufführen wie die Narren.

Deswegen weiß jeder gute Arzt, Heilpraktiker, Zahnarzt und Tierarzt, dass seine allererste therapeutische Maßnahme immer sein muss, dem Patienten Angst zu nehmen. Ohne Angst sind Schmerzen viel erträglicher, Diagnosen leichter zu stellen und Gespräche leichter zu führen. Der Dialog mit seinem Arzt ist nämlich immer noch der bessere Weg, als allein daheim vor dem Computer Rat in diversen Internet-Foren zu finden.

Diese können nämlich die Ängste bisweilen noch verstärken. Es wird übrigens behauptet, dass Ärzte die schlimmsten Patienten seien, weil sie wegen ihrer Kenntnisse mehr Angst vor dem Doktor haben als der medizinische Laie. Auch ich gebe gerne zu, dass mir Spritzen geben wesentlich weniger ausmacht als Spritzen zu bekommen.

Handy- und PC-Welt – ein Gesundheitsrisiko?

Vieles aus der PC- und Handy-Welt sind fantastische technische Errungenschaften und machen vieles im Leben leichter und schneller. Man möchte das meiste nicht mehr missen. Dennoch können Smartphones, Tablets und Notebooks ernste Gefahren für die Gesundheit darstellen.

Dabei wird heftig über die negativen Einflüsse durch Elektrosmog diskutiert, die unstrittigen Gefahren sind oft viel banaler. Eine aktuelle Schätzung des Automobilclubs Europa geht davon aus, dass bei jedem zehnten Unfall Ablenkung durch ein Handy eine entscheidende Rolle spielt. Die Dekra hat in einer Studie gezeigt, dass ständig rund 3 Prozent der Autofahrer verbotswidrig am Steuer das Handy benutzen. Wenn diese Zahlen stimmen, wäre das Smartphone ungefähr für genauso viele Unfälle ursächlich wie Alkohol am Steuer. Ein Autofahrer, der am Steuer telefoniert, ist in seinem Reaktionsvermögen übrigens so stark eingeschränkt, als hätte er 0,8 Promille Alkohol im Blut. Schreibt er eine SMS, reagiert der Fahrer wie mit 1,1 Promille.

Selbst ein kurzer Blick auf das Display kann dramatische Folgen haben. Bei Tempo 50 legt ein Auto in zwei Sekunden 30 Meter zurück. Und da kann viel passieren. Weniger dramatisch für die Gesellschaft aber schmerzhaft für den intensiven Handy Nutzer sind die immer häufiger zu beobachtenden so-

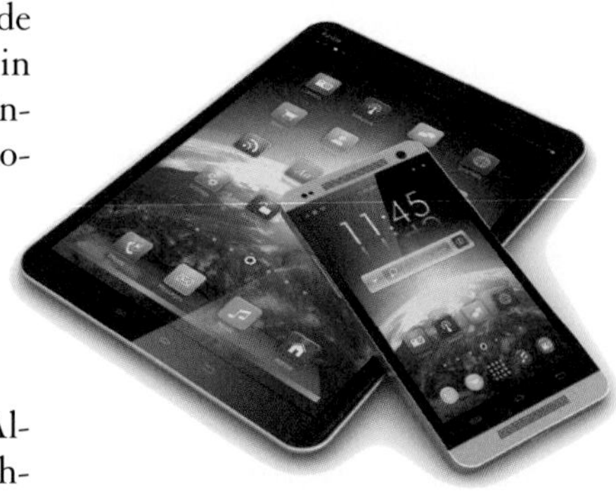

genannten „Repetitive Stress Injuries“, also sich wiederholende Stress-Verletzungen. Sie resultieren aus immer wiederkehrenden großen und kleinen Bewegungen, die Gelenke, Muskeln, Sehnen und Nerven belasten.

Wer regelmäßig beide Daumen nutzt, um viele SMS zu tippen, ist gefährdet, das Quervain-Syndrom zu bekommen, eine schmerzhafte Krankheit, die die Sehnen befällt, die für dic Bewegung des Daumens zuständig sind. Beim ständigen Blick auf den Bildschirm lasten viele Kilos auf der Halswirbelsäule, weshalb sich mittlerweile der Begriff „Handynacken“ in der Diagnosenliste mancher Jugendlicher findet. Orthopäden befürchten, dass bei durchschnittlich 700 bis 1400 Stunden Smartphone Nutzung durchaus Haltungsschäden auftreten können.

Dennoch, das Internet wird auch in der Freizeit immer wichtiger. Im Ranking der beliebtesten Freizeitbeschäftigungen kommt das Internet auf Platz vier und hat einer Studie zufolge nun das Lesen von Zeitungen und Zeitschriften überholt.

Wer beim Surfen mit kleiner Schrift oder Spiegelungen am Bildschirm kämpfen muss, riskiert Augenleiden, die bis hin zur Arbeitsunfähigkeit reichen können. Das sogenannte „Computer Vision Syndrome“ umfasst dabei Augenschmerzen, Rötungen, getrübte oder gedoppelte Sicht sowie Kopfschmerzen. Den erheblichsten Einfluss auf die psychische Gesundheit hat die ständige Erreichbarkeit.

Deshalb empfehle ich oft augenzwinkernd: Machen Sie Urlaub im Funkloch! Mich beruhigt dabei, dass die Welt eigentlich vor noch gar nicht so langer Zeit auch funktionierte als es noch keine Handys, Smartphones, Notebooks, Internet und so weiter gegeben hat. Wenn man nicht zuhause war, war man telefonisch nicht erreichbar und Schriftliches war schriftlich und keine E-mail oder SMS.

Schwindel – Kampf der Sinne

Die letzte Schiffsreise war buchstäblich zum Kotzen. So drastisch wurde mir letztens eine heftige Übelkeit bei einer Schwindelattacke geschildert. Die Ursache ist die Seekrankheit gewesen und an sich ein harmloses Problem, denn wenn der Seegang wieder aufhört, ist der „Patient" wieder gesund. Der Schwindel bei der Seekrankheit oder auch der Luftfahrerkrankheit, wenn eine Flugreise zu ähnlicher Symptomatik führt, entsteht durch widersprüchliche Informationen verschiedener Sinnesorgane an das Gehirn. Daran beteiligt sind Informationen aus den Augen, dem Gleichgewichtsorgan des Ohres und den Stellungsfühlern, den Sensoren und Propriozeptoren der Muskulatur, der Sehnen und der Gelenke.

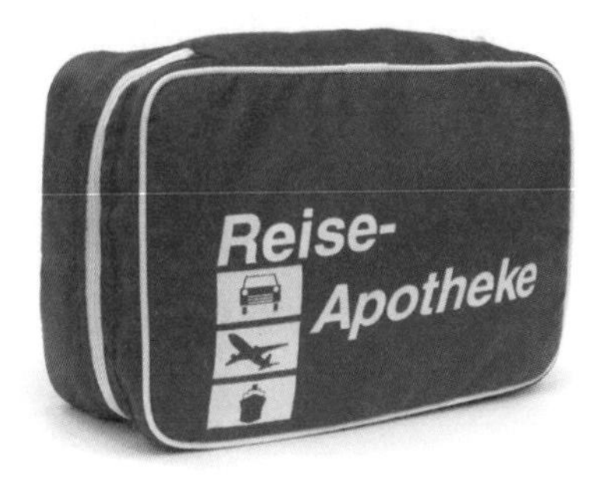

Grundsätzlich entsteht Schwindel oder Vertigo genannt, wenn die Orientierung im Raum gestört ist: zum Beispiel melden die Augen Stillstand, während das Gleichgewichtsorgan im Innenohr Bewegung signalisiert. Genau so war es ja auch auf der besagten Schiffsreise: Der Horizont sieht ganz ruhig aus, die Augen sehen keine Bewegung aber das Schiff bewegt sich in den Wellen, weshalb das Gleichgewichtsorgan Bewegung wahrnimmt und den Augen widerspricht. Von Schwindelgefühlen ganz generell sind sowohl junge als auch alte Menschen betroffen. Jeder Dritte hat irgendwann im Laufe seines Lebens eine Schwindelattacke. Die möglichen Ursachen reichen, was ihre Gefährlichkeit anbelangt, von völlig harmlos bis gefährlich, weswegen Schwindel Anlass für einen Besuch zur Vorsorgeuntersuchung beim Hausarzt sein sollte. Die Behandlung richtet sich nach dem ursächlichen Krankheitsbild.

Wenn es nur die Seekrankheit ist, hilft manchmal ein Kaugummi oder ein harmloses Medikament. Liegen Entzündungen vor, zum Beispiel im Nasen-Rachen-Raum, beim Schnupfen tritt auch mal Schwindel auf, kommen Schleimlöser und mitunter Antibiotika zum Einsatz. Bei heftigen Schwindelbeschwerden bringen oft sogenannte Antivertiginosa, Mittel gegen Schwindel, Hilfe. Einen gutartigen Lagerungsschwindel behandelt man meist erfolgreich mit gezielten Übungen beziehungsweise ausgewählten Lagerungsmanövern. Unerlässlich ist in der Regel ein begleitendes Gleichgewichtstraining, das das Gleichgewichtssystem allgemein stärkt, notwendige Heilungsprozesse unterstützt sowie eine eventuell notwendige Kompensation fördert. Das Gleichgewichtssystem im Gehirn ist lernfähig. Körperliche Aktivität und gezielte Gleichgewichtsübungen sind deshalb der Schlüssel für mehr Bewegungssicherheit. Wer sich regelmäßig bewegt, ausgewogen ernährt, Alkohol und Nikotin meidet sowie Stress abbaut, trägt dazu bei, auch die Gefäße, den Stoffwechsel und seine Psyche gesund zu erhalten – alles wichtige Voraussetzungen für ein gesundes Gleichgewicht.

Aber letztlich kann man sich auch an Seegang oder das Fliegen gewöhnen, denn die Übelkeit ist umso geringer, je entspannter man ist. Der Umkehrschluss, dass viele Flug- und Schiffsreisen Schwindel verhindern, ist allerdings noch nicht bewiesen.

Schlechte Gene – gute Ausrede?

Nicht selten beteuert ein übergewichtiger Patient, immer nur ganz wenig zu essen und nur dick zu sein, weil Übergewicht bei ihm einfach in der Familie läge. Ist das eine Ausrede? Oder ist was dran an der Geschichte von den Genen, die dick machen?

Einer Studie des Nationalen Genomforschungsnetzes zufolge sind tatsächlich zu etwa 60 Prozent die Erbanlagen dafür verantwortlich, ob jemand heftiges Übergewicht entwickeln kann. Offensichtlich ist das Körpergewicht bei Menschen nicht genormt. Wie auch bei der Körpergröße gibt es eine erhebliche Streubreite, wofür zu einem großen Teil die Erbanlagen, die sogenannten Gene verantwortlich sein sollen.

Sie können den Grundumsatz, die Nahrungsverwertung und das Fettverteilungsmuster prägen. So können es einige stark Übergewichtige wegen ihrer genetischen Veranlagung wirklich kaum schaffen, dauerhaft abzunehmen und ihren Body-Mass-Index in den Normbereich zu bringen. Der Body-Mass-Index ist ein Wert, mit dem man feststellen kann, ob man Übergewicht, Untergewicht oder Idealgewicht hat und wird nach einer einfachen Formel berechnet, mit der das Verhältnis zwischen Körpergröße und Gewicht ermittelt wird.

Wenn die Genetik es nicht ermöglicht, sich schlank zu hungern, ist das Risiko für den sogenannten Jo-Jo-Effekt groß. Das bedeutet, dass sich das Gewicht nach frustrierender Hungerkur, noch über das Ausgangsniveau steigert. Die Nahrungsverwertung war übrigens zu Zeiten der „Jäger und Sammler" ein wichtiges Überlebensmerkmal: Wer den Überschuss in Fettzellen abspeichern konnte, konnte in Zeiten des Mangels davon zehren und hatte mehr Chancen, sich fortzupflanzen. Vielleicht haben sich auch deshalb diese aus heutiger Sicht lästigen Erbanlagen so durchgesetzt. Trotzdem, zu 40 Prozent spielen Umgebungsfaktoren bei der Entstehung von Übergewicht eine Rolle.

Mit gesunder Ernährung, dem Grundsatz folgend, eher weniger als mehr zu essen und sinnvoll häufiger Bewegung, dem Grundsatz folgend, Spaß muss es machen, lassen sich Übergewicht vermeiden oder zumindest reduzieren, auch wenn die Gene schlecht sind.

Auch andere komplexere Krankheiten oder Befindlichkeiten werden vom Erbgut zwar beeinflusst, aber nicht endgültig durch Gene festgelegt. So ist eine Veranlagung oder Disposition für eine bestimmte Krankheit in den weitaus meisten Fällen kein unausweichliches Schicksal. Die meisten genetisch beeinflussten Krankheiten treten nicht zwangsläufig ein. Eine ernst genommene Vorsorgeuntersuchung mit nachfolgend gezielter Prophylaxe kann helfen, ihren Ausbruch zu verhindern, was meines Erachtens sehr beruhigend ist für jemand in dessen Familie viele bösartige Erkrankungen vorliegen.

Manchmal findet sich auch jemand, der alle guten Ratschläge in den Wind schießt, sich ungesund ernährt, Kette raucht und Sport nur vom Fernsehen kennt, und trotzdem steinalt geworden ist – vorausgesetzt, er hat von seinen Eltern gute Gene und eine fast unverwüstliche Konstitution geerbt. Mit den Genen gibt es nichts was es nicht gibt aber das auch nicht sehr häufig.

Macht Wissen gesund?

In welcher Arztpraxis hat man nicht schon öfter diesen oder einen so ähnlich klingenden Spruch gehört: „Ja wenn ich gewusst hätte, dass das so und so ist, dann hätte ich mich viel gesundheitsbewusster verhalten." Aber ist das wirklich so?

In der Zeit von Internet und Medienflut wird doch kein Raucher mehr behaupten können, er wisse nicht, dass Zigaretten schädlich sind. Doch geraucht wird trotz des Wissens weiter. Glaubt man jedoch den allgemeinen Veröffentlichungen über Wissen, dann liest man: Wissen ist Macht, Wissen macht schön, Wissen macht reich, Wissen macht gesund.

Man liest aber auch: Halbwissen schadet der Gesundheit und Irrtümer könnten sogar tödlich sein. Dass es mit dem Wissen um die Gesundheit nicht allzu weit her ist, bestätigt eine Studie der Deutschen Betriebskrankenkasse, die über ein Meinungsforschungsinstitut repräsentativ das Gesundheits-Knowhow der Bevölkerung ab 14 Jahren testen ließ. Ergebnis: Durchschnittlich vier von sieben Fragen beantworteten die Deutschen mehrheitlich trotz vielfältiger Informationsquellen schlicht falsch.

Dabei waren die Fragen gar nicht mal so schwer: Liegt die Leber rechts oder links? (Rechts ist richtig. Es gilt die Sicht des Körpers, nicht des Gegenübers!) und so weiter. Es wäre jedoch unfair, das Wissen oder Nichtwissen des Laien als Gradmesser für Gesundheitsoptimierung herzunehmen, denn auch mit dem Fachwissen ist man häufig nicht so sicher, ob wirklich stimmt, was geschrieben wird.

Dabei sei nicht der wissentliche Betrug gemeint, sondern die viel häufigere, in gutem Glauben und gut gemeinte aber schlichtweg falsche Auslegungen statistischer Daten. Ein klassisches Beispiel dazu ist die falsche ursächliche Erklärung für die Korrelation der Geburtenrate mit der Anzahl der Storchenpaare in einigen Regionen Deutschlands.

Richtig erklärt ist, dass je stärker eine Region industrialisiert ist, desto weniger Störche und desto weniger Kinder werden geboren. Ein hoher Industrialisierungsgrad ist also die gemeinsame Ursache für fehlende Störche und fehlende Kinder. Auch wenn gesichert ist, dass der hinsichtlich seiner Gesundheit völlig Ahnungslose eine schlechtere Prognose hat, muss gutes Fachwissen eines Patienten, zum Beispiel die volle Aufklärung über eine sehr schwere Krankheit, nicht immer zu einer besseren Behandelbarkeit führen. Auch die Halbaufklärung im Internet kann vielfältige Ängste machen. Genauso sind Ärzte, wenn sie selbst Patienten werden, oft nicht leicht zu behandeln, weil sie durch ihr Wissen große Ängste aufbauen können.

Wissen oder Halbwissen, richtiges oder falsches Wissen hin oder her – mein Rat ist, glauben Sie Ihren behandelnden Ärzten viel mehr als jeder noch so vermeintlich richtigen Internetseite, denn nur deren Wissen in Bezug auf Sie hat die größte Wahrscheinlichkeit, Sie letztlich gesund zu machen. Und, heißt es nicht auch, der Glaube (nicht das Wissen) versetzt die Berge. Also glauben Sie einfach auch mal Ihrem behandelnden Doktor.

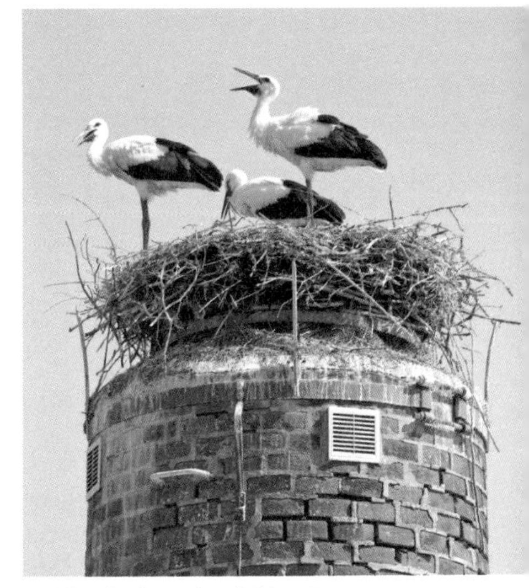

Fehlende Störche, fehlende Kinder?

Faszination menschlicher Körper

Auch wenn man es morgens vor dem Spiegel manchmal gar nicht glauben will, so ist es doch Tatsache, dass der menschliche Körper ein Wunderwerk der Natur ist. Astronomische Zahlen verbergen sich in unserem Inneren. Alleine der Bauplan des Gehirns beinhaltet 100 Milliarden Nervenzellen.

Würde man ein Gebäude mit der gleichen Zahl an Ziegelsteinen errichten, so bekäme man ein Gebäude, das mindestens so groß wie der Mond wäre, aber nicht denken könnte. Das Gehirn, obwohl auch anfällig für Viren, ist besser als 300.000 handelsübliche Computerfestplatten zusammen, denn es kann fast problemlos 30 Millionen Gigabyte speichern und regelmäßig ohne Betriebssystemwechsel aktualisieren. Noch galaktischer ist der restliche Körper, der aus 100 Billionen Körperzellen besteht, die auch noch über komplizierte Eiweißmoleküle miteinander in Verbindung stehen. Jedes noch so komplex aufgebaute Internet sieht dagegen aus wie eine Telefonleitung aus dem vorvergangenen Jahrhundert. Welcher noch so zuverlässige Automotor würde es schaffen, im Mittel 80 Jahre ohne wesentliche Wartung so zu funktionieren wie das Herz in unserem Körper? Drei Milliarden Herzschläge macht es im Laufe eines 75 jährigen Lebens und zeigt dabei ein immer gleich ablaufendes Spiel von vier Herzklappen. 400 Millionen Liter Blut werden in dieser Zeit durch den Körper gepumpt. Jeder Bademeister wäre begeistert, hätte er eine so kleine und zuverlässige Pumpe, die ihm weitgehend unkompliziert 13 Freibäder pro Jahr leer pumpen könnte.

Die Leitungen, die für den Blutkreislauf nötig sind, die Adern, haben eine Gesamtlänge von 100.000 Kilometern, fast das 2,5-fache des Umfanges der Erde am Äquator. Faszinierend ist dabei die Geschwindigkeit der Reparatur einer Undichtigkeit. Ohne Installateur, Wartezeit und Anfahrtskosten übernehmen schlagartig mehrere Hunderttausend Handwerker, die sogenannten Blutplättchen, die Abdichtung wenn es mal bluten sollte. Für die Belüftung des Körpers stehen in der Lunge 300 Millionen Bläschen zur Verfügung, die, würde man sie aufklappen, eine Gesamtfläche von 100 Quadratmetern hätten. Bei Rauchern verringert sich diese nutzbare Fläche jedoch mit jeder Zigarette.

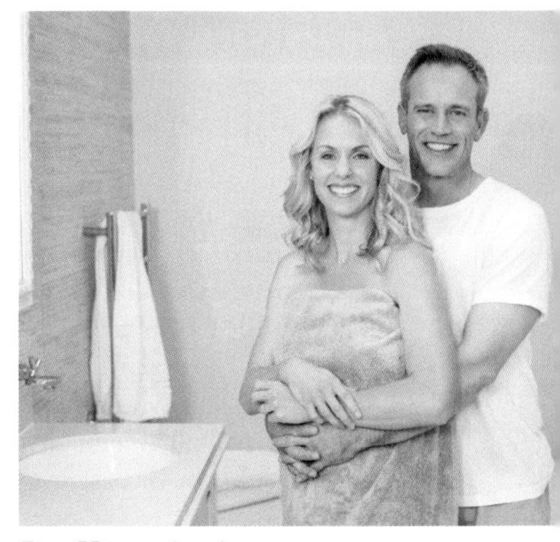

Der Körper ist ein Wunderwerk der Natur.

Doch nicht nur die Blutplättchen leisten Enormes. 30 Tonnen feste Nahrung muss der Darm im Laufe eines Lebens verarbeiten, wobei das je nach Hunger des Menschen um zwei bis sechs Tonnen unterscheiden kann und nach heutigem Lebensstandard und den heutigen Essgewohnheiten bis zu vier Tonnen „Müll“ enthalten kann.

Selbst wenn man sich mit einer Grippe fix und fertig fühlt, leistet der Körper noch immer Maximales: Ein Hustenstoß schleudert die Schleimtröpfchen mit Jetgeschwindigkeit von bis zu 1000 Stundenkilometern heraus, eine Niesattacke schafft das sogar mehrmals hintereinander. Seien Sie sich also jeden Morgen gewiss, egal was Sie im Spiegel sehen, es ist und bleibt ein faszinierendes Wunderwerk der Natur!

Frauen haben andere Herzinfarkte als Männer

Natürlich ist ein Herzinfarkt bei Mann und Frau gleichermaßen eine plötzlich eintretende Blockierung der Durchblutung des Herzmuskels und in jedem Fall eine höchst lebensbedrohliche Situation.

Dennoch ist dieses Ereignis bei Mann und Frau sehr unterschiedlich, wie jetzt zusammenfassend im Deutschen Ärzteblatt geschrieben wird. So haben verschiedene Untersuchungen gezeigt, dass bei Männern viel häufiger Ablagerungen in den Herzkranzgefäßen einreißen oder aufbrechen und nachfolgend ein Blutgerinnsel zur Verstopfung der Ader führt. Hingegen wird bei Frauen als Ursache häufiger ein Koronar-Spasmus also eine längerdauernde Verkrampfung der Herzkranzarterie mit dadurch bedingter zeitweise fehlender Herzmuskeldurchblutung gefunden.

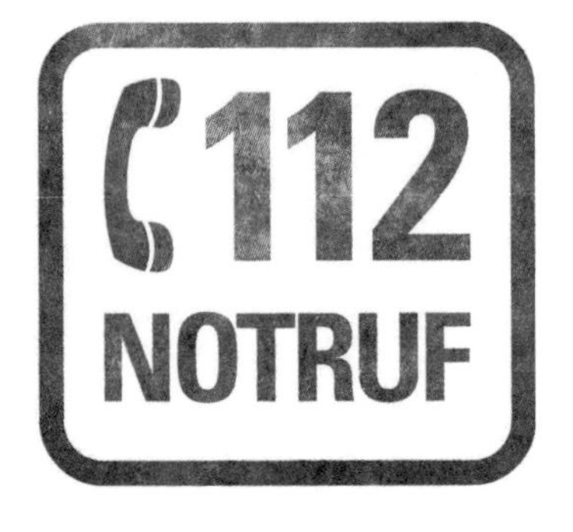

So kann es sein, dass man bei einem Viertel aller Frauen bei der anschließenden Herzkatheteruntersuchung keine Verengung des Kranzgefäßes finden kann und die Ursache nur abklären kann, wenn spezielle Untersuchungen, wie zum Beispiel Provokationstest und intravaskuläre Ultraschall- und Dopplerflussmessungen erfolgen. Wobei diese speziellen Methoden und Gerätschaften in den Herzkatheterabteilungen der Kliniken im Unterallgäu zur Verfügung stehen. Die unterschiedlichen Ursachen können bei Frauen auch andere Symptome auslösen. Bei

Männern kommt es in der Regel zu dem charakteristischen Vernichtungsschmerz im Brustbereich mit Ausstrahlung in Rücken, Schulter oder Kiefer und begleitet von Herzklopfen, Angst, Schwitzen oder Verdauungsstörungen. Frauen leiden häufiger unter atypischen, vagen Symptomen.

Manchmal klagen sie lediglich über Kurzatmigkeit, Übelkeit, Erbrechen oder grippeähnliche Symptome. Die Gefahr, dass die Symptome nicht auf einen Herzinfarkt zurückgeführt werden, ist hoch. Hinzu kommt, dass einige Frauen die Gefahr nicht erkennen und sich oft aus falscher Rücksicht gegenüber den Mitmenschen nicht so wichtig nehmen und deswegen nicht oder zu spät in medizinische Behandlung begeben. Auch die Risikofaktoren sind bei Frauen unterschiedlich oder wirken sich anders aus.

So haben rauchende Frauen unter 55 Jahren ein viel höheres Risiko für den Herzinfarkt als rauchende Männer. Ein weiterer Risikofaktor sind Depressionen, an denen Frauen doppelt so häufig leiden wie Männer. Trotz der Unterschiede ist die Behandlung eines Herzinfarktes bei Mann und Frau gleich. Bei Auftreten der genannten Beschwerden muss unverzüglich ärztliche Behandlung, am besten via Notruf 112 gesucht werden, ein EKG geschrieben und Blut abgenommen werden, und im Falle eines tatsächlichen Herzinfarktes muss in einer Herzkatheterabteilung das Herzkranzgefäß mit Ballondilatation, gegebenenfalls auch mit einer Gefäßstütze, einem sogenannten Stent, wiedereröffnet werden.

Mit optimaler Vorsorge und Behandlung bzw. dem Vermeiden der Risikofaktoren sollte es aber weder bei Mann noch Frau so weit kommen.

Im Stau stehen macht krank!

Nach dem Urlaub haben nicht wenige als letzte Erinnerung den endlosen Stau auf der Autobahn im Gedächtnis.

Auch wenn alles Mögliche getan wird, um Staus zu vermeiden oder erträglich zu gestalten, gibt es wohl kaum ein Fahrzeug, in dem man sich nicht irgendwann heftig darüber aufgeregt hat. Stauberater, GPS-Wegeumleitung oder die beruhigenden Worte des Beifahrers helfen nicht immer, den Ärger zu unterdrücken. Wenn dann auch noch die Mitfahrer auf den Rücksitzen zum „Pieseln" wollen, ihrer Langeweile freien Lauf lassen oder auch mit Rate- oder Rätselspielen nicht mehr bei Laune zu halten sind, wird es ernst. Generell schafft natürlich ein individuell gestaltetes „Stau-Notfall-Set" mit Trinkflasche, Spielkarten oder Tablet-PC, Energieriegel und so weiter Abhilfe. Dichter Verkehr oder gar ein Stau lassen aber trotzdem den Stresspegel so stark ansteigen, dass es sogar für die Gesundheit gefährlich werden kann. Vor allem Männer trifft es.

Eine Studie, bei der die Stressmarker im Speichel von Probanden gemessen wurden und die von einem GPS-Hersteller in Auftrag gegeben wurde, zeigte Überraschendes: Im Stau stieg der Stressmarker bei 60 Prozent der untersuchten Männer stark an, jedoch nur bei 8,7 Prozent der Frauen. Das Befinden war aber häufig ganz anders. So haben 67 Prozent der Frauen und 50 Prozent der Männer gedacht und angegeben, dass sie sich überhaupt nicht gestresst gefühlt hätten. Selbst gefährliche Symptome wie Atemnot, Brustschmerzen oder Schwindel wurden eher dem stehenden Verkehr, den Abgasen oder Sonstigem zugeordnet als dem Stress.

Eine beunruhigende Tatsache, denn unbemerkten Stress kann man nicht selbst aktiv bekämpfen. Zu verdanken hätten Männer ihre Stressanfälligkeit oder die Sensibilität für Stress der Evolution. Stress löse ein Kampf- und Fluchtverhalten aus, dem man im Auto aber nicht wirklich nachgehen kann und sollte. Männer, die viel mit dem Auto, vielleicht auch aus beruflichen Gründen und daher sowieso schon im normalen Verkehr gestresst sein können, sollten ihre Stressanfälligkeit kennen, um aktiv dagegen angehen zu können. Aber wie kann man die Evolution austricksen?

Mit partieller Ablenkung soll das gehen. 82 Prozent der Autofahrer seien durch gute, entspannende am ehesten klassische Musik oder eine nette Unterhaltung mit dem Beifahrer beeinflussbar. Wenn es ohne Radio oder Beifahrer gehen soll, gibt es unterschiedliche Strategien. Und die seien, wie man in der Studie schreibt, sogar von Land zu Land verschieden: Die Amerikaner und Schweden telefonieren, Holländer essen lieber Snacks und Briten und die Frauen singen lieber.

Offenbar sollten auch die Männer im Stau hin und wieder ein Liedchen von sich geben, damit ihre Stressbelastung sinkt und gesundheitliche Konsequenzen langfristig vermieden werden können. Eine Anschlussstudie, die dabei den Stresspegel der Beifahrer misst, die dem stressreduzierenden Männergesang zuhören müssen, wird allerdings nicht empfohlen.

„Verkalkung" im Kopf – wen trifft das?

Wer hat nicht schon die Frage zu hören bekommen, ob man denn verkalkt sei, wenn man irgendetwas völlig vergessen hat? Stimmt das? Wer verkalkt und was verkalkt denn nun wirklich?

Jeder kennt lästige Verkalkungen in der Dusche und im Bad. Sie entstehen durch Ausfällungen aus hartem Wasser. Ganz allgemein bedeutet dieser Vorgang die ungewünschte Bildung von Calciumcarbonat, dem sogenannten Kalk. Der Ausdruck Verkalkung wird aber häufig auch für Ablagerungen vielfältiger Art verwendet. So zum Beispiel im Haushalt für Ablagerungen in Töpfen, Maschinen und Rohrleitungen.

Doch Kalk gibt es nicht nur im Haushalt, sondern in der Tat auch im menschlichen Körper. In allen Knochen des Körpers gibt es eingelagerte Kalksalze, die regelhaft auch dort sein müssen, um dem Knochen Festigkeit zu geben. Sie absorbieren Röntgenstrahlen, weshalb man Knochen und vor allem Knochenbrüche gut im Röntgenbild feststellen kann. In die Weichteile des menschlichen Körpers gehört Kalk aber normalerweise nicht hin.

Im Rahmen von Entzündungen, wenn das Gewebe dabei immer wieder sauer wird, kann es dennoch zu kalkhaltigen Ablagerungen in Weichteilen, Sehnen und Sehnenansätzen kommen, die oft schreckliche Schmerzen bereiten, wie zum Beispiel die „Kalkschulter". Lebensgefährlich können Kalkablagerungen in den Schlagadern werden. Bei Menschen mit hohem Cholesterin, Diabetes, Bluthochdruck und vor allem bei Rauchern bilden sich im Laufe des Lebens in hohem Maße zunächst weiche Ablagerungen, die vor allem Fette enthalten. Das sind die sogenannten Plaques. Sie können bei besonderer Aufregung, körperlicher Anstrengung oder während Infektionserkrankungen nach und nach ein bisschen einreißen und schrittweise verkalken. Dieser Prozess nennt sich Arteriosklerose und führt, vor allem beim schlagartigen Einreißen der Ablagerung, zu Herzinfarkten, plötzlichem Herztod oder, im Falle der Verkalkungen an den Halsschlagadern zum Schlaganfall.

Wenn jemand dem umgangssprachlichen Sinne nach verkalkt, dann lagert sich im wahrsten Sinne des Wortes Kalk in den arteriellen Gefäßen seines Gehirns ab und es kann nach einer gewissen Zeit zu einer Beeinträchtigung der Funktionsweise des Gehirns kommen. Das macht sich dann vor allem in Vergesslichkeit oder bei fortschreitender Verschlechterung des Denkvermögens auch als Demenz bemerkbar. Einen regelhaften Zusammenhang von Verkalkungen mit eingeschränkter Intelligenz gibt es jedoch nicht.

Eine geringe Verkalkung der Schlagadern ist ab einem gewissen Lebensalter fast bei allen Menschen zu finden. Am besten kann man der Verkalkung durch eine gesunde Lebensweise sowie durch körperliches und mentales Training vorbeugen. Und falls man bei hochbetagten Menschen mal eine Spur Kalk in der Halsschlagader findet, kann man es meines Erachtens auch mal gelassen nehmen, getreu dem Motto von Karl Valentin: „Gar nicht krank, ist auch nicht gesund.“

Vorbeugung vor Demenz – geht das?

Immer häufiger werden Ärzte gefragt, ob man Alzheimer vorbeugen kann. Experten äußern sich dazu sehr vorsichtig. Sie verweisen eher darauf, wie wichtig es sei, die Krankheit frühzeitig zu entdecken und deren Fortgang zu verzögern. Das gilt übrigens für sehr viele Erkrankungen. Man kann sie an sich nicht verhindern aber so rechtzeitig erkennen, dass eine Therapie noch erfolgversprechend sein kann und nicht schlimmer empfunden wird als die Krankheit selbst. Zum Beispiel läuft das bei den meisten Krebserkrankungen so. Verhindern kann man sie nicht aber noch in einem therapierbaren Stadium erkennen. Für Demenzerkrankungen gibt es viele auslösende Ursachen, denen man gut vorbeugen kann.

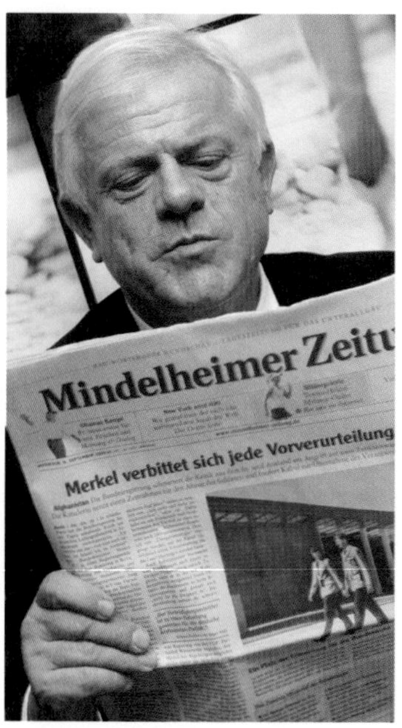

Zeitungslesen hält den Geist beweglich.

Die sogenannte vaskuläre Demenzform hat ihre Ursache in Durchblutungsstörungen des Gehirns durch Herzrhythmusstörungen und Arteriosklerose. Dieser kann man durch Vermeiden der Risikofaktoren, die zu Gefäßverkalkung führen, vorbeugen. Hoher Blutdruck, hohe Cholesterinwerte, Rauchen, Übergewicht und ein hoher Plasma-Homocystein-Spiegel sind diese Risikofaktoren. Danach sollte man schauen und gegebenenfalls behandeln lassen.

Wie zur Vorbeugung fast aller Krankheiten sollte die Ernährung gesund gestaltet werden, gegebenenfalls eine Ernährungsberatung eingeholt werden. Alle Demenzformen mildern ihren Verlauf, wenn Geist und Körper fit gehalten werden. Intensive Gespräche, Zeitung lesen, das Lösen von Kreuzworträtseln halten geistig beweglich. Das Auswendiglernen zum Beispiel von Telefonnummern trainiert das Gedächtnis. Regelmäßige sportliche Betätigung, insbesondere das Tanzen ist zu empfehlen. Es schult parallel den Geist und die Beweglichkeit.

Auch wenn eine Demenz offensichtlich wird, gibt es immer bessere Hilfeangebote. Medikamentös kann der Nervenarzt zum Beispiel mit dem Schneeglöckchen-Wirkstoff Galantamin oder dem Verhaltensnormalisierer Risperidon eine Optimierung der Leistungsfähigkeit des Gehirns bewirken und Symptome wie unangemessene Aggressionen, Misstrauen, Unruhe und Störungen des Schlaf-Wach-Rhythmus bessern. Wichtig zur Vorbeugung einer Demenz ist, dass man mit ehrlichen Angaben seiner Sorge um eine dementielle Entwicklung von sich selbst oder seinem Angehörigen den Arzt aufsucht und Lösungen erfragt.

Zur Beruhigung sei jedoch gesagt, dass gelegentliche Merkfähigkeitsstörungen weder auf das Alter und schon gar nicht auf eine Demenzentwicklung hinweisen, sondern völlig normal sind und jedem gelegentlich passieren können.

Schwere Zeiten für Allergiker – die Heizsaison

Nicht nur das pollenreiche Frühjahr sondern auch die Heizsaison kann eine Qual für Allergiker sein. Die Fenster werden seltener zum Lüften geöffnet und die Raumluft wird trocken, so dass sich der Hausstaub bemerkbar macht.

Hausstaub ist für Allergiker ein übles Gemisch und kann tränende, juckende Augen, Niesattacken und eine ständig laufende Nase verursachen. Tatsächlich ist der Allergien auslösende Hausstaub eine Mischung aus Hausstaubmilben und deren Kotpartikeln, Schimmelpilzen und Hautschuppen der vielen Lebewesen, die in einem Haus vorkommen können, nicht nur die der lieben Haustiere. Übrigens wohnen 1500 Milben in einem Gramm Hausstaub. Sowohl Milbe als auch Schimmelpilz mögen hohe Luftfeuchtigkeit und warme Temperaturen. Mit Stoßlüften erzeugt man ein etwas besseres Raumklima, mit der Beschränkung von Topfpflanzen nimmt man den Milben und Schimmelpilzen gern angenommenen Nährboden und mit dem Vermeiden von Staubfängern wie zum Beispiel Deko-Artikeln, Kissen, Kuscheltieren aber auch Gardinen und Teppichen kann man Hausstaub reduzieren. Doch selbst bei sorgfältigster Reinigung lässt sich der Hausstaub nicht gänzlich verbannen. Elektrostatische Anziehung hält Staub auf vielen Elektrogeräten, die man konsequent reinigen sollte.

Allergene kann man auch vermeiden, indem man milbendichte Bettbezüge verwendet und für Allergiker freundliche Kuschel- und Haustiere bevorzugt. Angeblich soll eine Mischung aus Golden Retriever und Pudel, der Goldendoodle, ein Hund speziell für allergiegeplagte Familien sein. Zumindest sieht er recht niedlich aus. In jedem Fall sollte, wenn Symptome wie tränende, juckende, verschwollene Augen, laufende Nase, Niesen, juckender Ausschlag oder Atemprobleme auftreten, eine Allergietestung durchgeführt werden.

Das gilt sowohl für Menschen, die in der Heizsaison als auch im Frühjahr Probleme haben. Nur mit einer genauen diagnostischen Abklärung, die ein Gespräch mit dem Arzt und einen Haut- und Bluttest beinhaltet, und einer gezielten Behandlung können Spätschäden vermieden werden. Mit einer Hyposensibilisierung, das ist eine spezielle Immuntherapie, die den Patienten in kleinen Schritten über ein bis zwei Jahre an das Allergen gewöhnt, kann, nicht in allen aber in vielen Fällen, eine Ausheilung der Allergie erreicht werden. Werden die Symptome missachtet, kann sich hingegen bei etwa 20 bis 25 Prozent der Patienten ein chronisches Asthma entwickeln, mit dem man nicht nur zu einer bestimmten Jahreszeit sondern ein Leben lang zu kämpfen hat.

Ein gerne verkanntes, gut schmeckendes Hausmittelchen zur Vorbeugung allergischer Erkrankungen, insbesondere der Pollenallergie, ist der Honig. Besonders hilfreich sei Honig von heimischen Bienen, die den Honig in der Zeit sammelten, in der die Allergie auslösende Pflanze blühte. Trotz allem, wenn es wieder kalt wird: Heiße Milch mit Honig und ein warmer Kachelofen in einem sauberen, gut gelüfteten Raum helfen auch gegen aus anderen Gründen laufende Nasen.

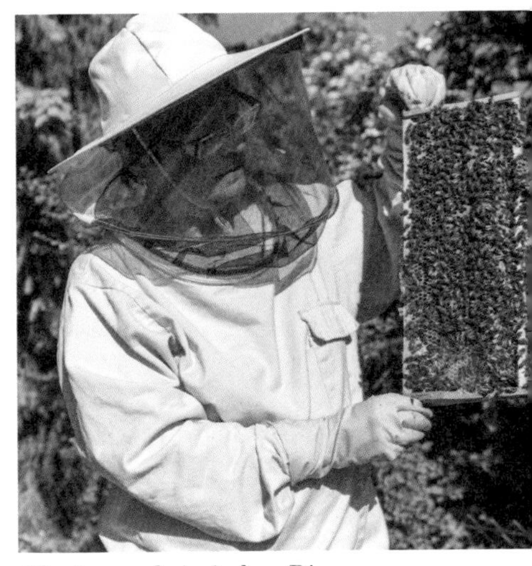

Honig von heimischen Bienen hilft bei Pollenallergie.

Welcher Reichtum macht eigentlich gesund?

Wieviele Sprüche gibt es doch über Reichtum und Gesundheit. So kennen viele die Ausage: „Lieber arm und gesund als reich und krank." Leider zeigen Statistiken jedoch, dass die Krankheitsrate in armen Ländern viel höher ist als in reichen Ländern. Geld allein macht aber auch nicht glücklich, was sogar durch Studien bewiesen ist.

Nur, welcher Reichtum macht denn dann gesund? Kennt man nicht schon aus der Kindheit das Phänomen, dass das lang ersehnte „Spielzeug" rasch uninteressant wird, sobald man es endlich geschenkt bekommt. Vielmehr, man tendiert sogar zur Unzufriedenheit, wenn man keinen neuen Wunsch oder kein neues Ziel hat. So ist das Erreichen des lang ersehnten Zieles von Reichtum und Ansehen tatsächlich eher mit Stress und Unzufriedenheit verbunden als das Streben nach Reichtum und Ansehen. Offensichtlich macht Menschen viel mehr das „Werden" glücklicher als das „Sein". Es scheint das „Erwerben" eher mit Glücksgefühlen verbunden zu sein als das „Haben". Persönliches Wachstum wird als Glück empfunden, der Stillstand oder gar der Rückgang als Unglück. Besonders glücklich machen Wachstum und Erfolg, wenn sie in der Gemeinschaft stattfinden. Großes kollektives Glücksempfinden wurde entfacht, als die deutsche Nationalmannschaft mit jedem Spiel mehr über sich hinauswuchs und schließlich Weltmeister wurde.

Erfolge in Freundschaften und in Zugehörigkeit zu einer Gemeinschaft können sogar individuelle Armut kompensieren und gesund und glücklich machen. Ziele werden im Leben verfolgt, weil man glaubt, dass sich deren Verwirklichung positiv auswirkt. Doch nicht jedes Ziel führt auch zu Glück und Gesundheit. Auch wenn in unserer Kultur Ruhm und Wohlstand einen hohen Stellenwert haben, trägt das Erreichen dieser Ziele nicht unbedingt zu einem gesunden Leben bei.

Forscher untersuchten Ziele und Wünsche von über hundert Studenten nach ihrem Abschluss, weil sie zu diesem Zeitpunkt in ihrem Leben zum ersten Mal wirklich selbst bestimmen konnten, wie sie ihr Leben gestalten. Die Forscher verglichen die anfänglichen Angaben mit denen, die ein Jahr später gemacht wurden. Dabei ergab sich, dass je stärker ein Teilnehmer ein Ziel verfolgte, desto eher erreichte er es auch. Aber damit stieg nicht unbedingt die gesunde Zufriedenheit.

Wer raschen Reichtum ehrgeizig und zielstrebig wollte, erreichte dieses Ziel durchaus häufiger als andere. Diese Gruppe war aber am Ende eher unglücklicher, ja sogar ungesünder. Sie zeigten häufiger Gesundheitsprobleme wie Kopf- und Magenschmerzen oder Erschöpfung. In der Gruppe, die eher die persönliche Entwicklung, das gesunde Leben und das Besserwerden in engen Freundschaften anstrebten, waren nicht nur während des „Werdens“, sondern auch nach der Verwirklichung dieser Ziele zufriedener und letztlich gesünder. Ganz schlecht waren zu hoch angesetzte Ziele oder gar rückläufige Entwicklungen. So scheint das Geheimnis des gesund machenden Reichtums wohl im Reichtum an Zielen und individuellem Wachstum in Teilnahme an der Gemeinschaft zu liegen.

Zusammengefasst scheint also langsam reich oder reicher zu werden viel besser und gesünder zu sein als schon reich zu sein. Und, Geld allein macht weder glücklich noch gesund, wenn man sich nicht mal was gönnt, was glücklich oder gesund macht.

Verheiratete leben länger als Singles – wirklich?

Mit Statistiken lässt sich ja bekanntlich vieles beweisen oder auch so darstellen, dass es dem Statistiker passt. Auf die Nachfrage eines Patienten, wie gefährlich eigentlich Röntgenstrahlen sind, fand ich Interessantes in der Statistik: Eine einmalige Röntgenstrahlendosis von einem Millisievert, was etwa einer Beckenübersichtsaufnahme entspricht, kostet statistisch gesehen, einem Menschen etwa 0,5 Lebenstage.

Was mich mehr überraschte ist, dass „ledig bleiben" einem Mann 350 Lebenstage nimmt, also fast ein Jahr und einer Frau das Leben sogar um 1600 Tage verkürzt. Eintausendsechshundert Tage weniger ohne Ehemann! Offensichtlich ist die Einsamkeit gefährlicher als Passivrauchen, das nur 50 Lebenstage kostet. Vor allem in der Weihnachtszeit macht die Einsamkeit krank, was sich nicht nur psychisch in depressiver Stimmungslage äußert, sondern sich auch extrem physisch bemerkbar machen kann. So können sich bei Menschen, die dauerhaft ohne zwischenmenschliche Kontakte bleiben, Schwächen des Immunsystems entwickeln oder sogar Autoimmunkrankheiten auftreten. Möglicherweise auch eine Erklärung, dass Krebswachstum bei Einsamen häufiger auftritt als bei Menschen mit vielen Freunden.

Einsamkeit soll unter anderem Auslöser für Rheuma und Diabetes sein. Sogar der Schlaf wird durch zwischenmenschliche Kontakte beeinflusst. Bei Untersuchungen im Schlaflabor fand man heraus, dass einsame Menschen eine wesentlich schlechtere Tiefschlafphase besitzen als Menschen mit sozialen Kontakten. Es sei denn, der Partner schnarcht.

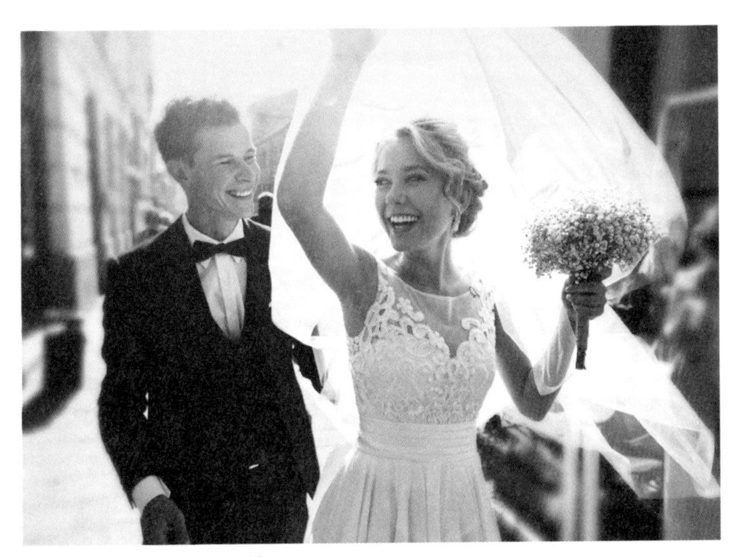

1600 Tage mehr mit Ehemann.

Oxytocin, ein Hormon das in der Hirnanhangsdrüse gebildet wird, kann die Herzfrequenz modulieren und wird bei körperlicher Berührung ausgeschüttet. Vielleicht tut deswegen eine Umarmung manchmal richtig gut, denn schon eine leichte Berührung lässt das Oxytocin ins Blut schießen. Wird dieses Hormon nur selten ausgeschüttet, kann es auch zu Störungen am Herzen kommen. Wahrscheinlich ist dies auch ein Grund, warum Verheiratete länger leben als Singles.

Mancher Single wird sich nun fragen, wie er die Einsamkeit kompensieren kann, um eine normale Lebenserwartung zu haben. Ganz einfach: Mit dem regelmäßigen Anlegen von Sicherheitsgurten lassen sich nicht nur in der Weihnachtszeit jeweils wieder 50 Tage zurückgewinnen. Jedenfalls statistisch gesehen.

Sind Raucher radioaktiv?

Spätestens seit das Rauchen sogar in den Bierzelten auf der Wies'n während des Münchener Oktoberfestes verboten wurde, wurde es auch dem letzten Zweifler klar, dass Rauchen viel schädlicher ist, als man bis dahin vermutete.

Obwohl die Raucherzahlen rückläufig sind, rauchen in Deutschland laut der „Studie zur Gesundheit Erwachsener in Deutschland" noch immer etwa 30 Prozent, also fast ein Drittel aller Erwachsenen, was ungefähr 20 Millionen Menschen entspricht. Bemerkenswert ist, dass man sich diese Art der Schädigung der eigenen Gesundheit in Deutschland 24 Milliarden Euro, das sind vierundzwanzigtausend Millionen Euro kosten lässt. So hat zum Beispiel ein 50 Jahre alter Raucher, der seit dem 12. Lebensjahr raucht, etwa 18.000 Euro für rund 250 000 Zigaretten ausgegeben.

Er hätte mit der aufgenommenen Menge Teer einen Quadratmeter Autobahn bedecken können, und hätte man seine inhalierte Gesamtmenge von 300 Gramm Nikotin als Gift zur Verfügung, könnte man damit 5000 Menschen töten. Aber warum ist Rauchen denn so schädlich? Rauchen bedingt eine Verengung der Blutgefäße, ein Ansteigen des Blutdrucks und eine Erhöhung der Herztätigkeit und schädigt damit das Gefäßsystem.

Es kommt zu beschleunigter Gefäßverkalkung, zur Arteriosklerose. Sie kann letztlich einen Gefäßverschluss zur Folge haben. Betroffen sind die Arterien des Herzens, des Gehirns und der Gliedmaßen. Wer als Raucher Druck auf der Brust, vorübergehende Lähmungserscheinungen oder Beinschmerzen beim Gehen hat, sollte unbedingt zum Arzt gehen. Atemwege werden zerstört, was zu Husten, tiefer Stimme und letztlich zum langsamen Ersticken führen kann, wenn man nicht rechtzeitig ärztliche Hilfe sucht.

Entgegen der in den Filmen der Zigarettenwerbung suggerierten besonderen Männlichkeit reitender Cowboys haben Raucher vielfach mit Impotenz zu kämpfen. Rauchen begünstigt die Entstehung von Krebs, nicht nur Lungenkrebs, weil unglaublich viele krebserzeugende Stoffe im Tabakrauch vorhanden sind.

Interessant ist, dass das auch Teilchen mit radioaktiver Strahlung sind. Raucher sterben vielfach nicht am Teer einer Zigarette, sondern an radioaktiven Alphastrahlern des Rauches, wie zum Beispiel das Kalium-40, das sich wie das normale Kalium, ein lebenswichtiges Körpersalz, im ganzen Körper einschleichen kann und so durch Strahlung Krebs in fast allen Organen auslösen kann.

Schon eine einzige Zigarette kann einem dieses Teilchen bescheren, das mit seiner Halbwertszeit von 1,27 Milliarden Jahren genügend Zeit hat, ein Menschenleben zu schädigen.

Besonders starke Raucher brauchen übrigens keine Nichtraucheraggressionen sondern ärztliche Behandlung, weil sie anerkannt suchtkrank sind, ihre Gefährdung vielfach selbst kennen, nur diese nicht ohne Hilfe loswerden.

Mit dem Hinweis auf das Potenzial der Zigarette als Einstiegsdroge sollte man bei Jugendlichen nicht sparen. Die pfeifenrauchenden Senioren kann man damit aber auch gelegentlich verschonen.

Ist die Weihnachtszeit eine Gefahr für die Gesundheit?

Die besinnliche Zeit, die Advents- und Weihnachtszeit, ist für viele Menschen genau das Gegenteil: Hektisch für die Verkäufer, stressig für diejenigen, die keine Geschenkidee haben und für die meisten ist sie belastend für Blutzucker und Körpergewicht.

Lebensgefahr besteht für Gans und Tanne und man wird gelegentlich den Eindruck nicht los, dass alles noch vor den Feiertagen erledigt sein muss, weil offensichtlich nach Weihnachten die Welt stehen bleibt. So haben die Psychiater und Stressforscher schon in den 60iger Jahren das Weihnachtsfest bewertet und festgestellt, dass die Einflüsse auf Blutzucker und Körpergewicht viel weniger belastend seien als der mit dem Fest vielfach verbundene Stress. Sie nahmen deshalb tatsächlich das Fest in eine Skala von Stressoren auf, die Lebenszufriedenheit und Gesundheit bedrohen. Beruhigend ist dabei, dass Weihnachten immerhin nicht so schlimm wie eine Scheidung oder wie anhaltender Ärger mit dem Chef bewertet wurde. Ist es wirklich so schlimm? Die Bewertung ist nun fast ein halbes Jahrhundert alt und die Menschheit gewöhnt sich doch an einiges. Eigentlich müsste man einmal untersuchen, wie es wäre, wenn Weihnachten in den Sommer fallen würde, denn die betreffenden Tage gehören auf der nördlichen Halbkugel zu den dunkelsten des Jahres, denn zur Wintersonnenwende am 21.12. steht die Sonne am tiefsten.

Und Lichtmangel schlägt Menschen bekanntermaßen aufs Gemüt. Eine soziologische Untersuchung konnte aber unabhängig von der Dunkelheit eine Gruppe von Menschen identifizieren, die vom Weihnachtstief völlig verschont bleibt. So seien sich selbst als gläubig bezeichnende Menschen offensichtlich in ganz Europa sogar

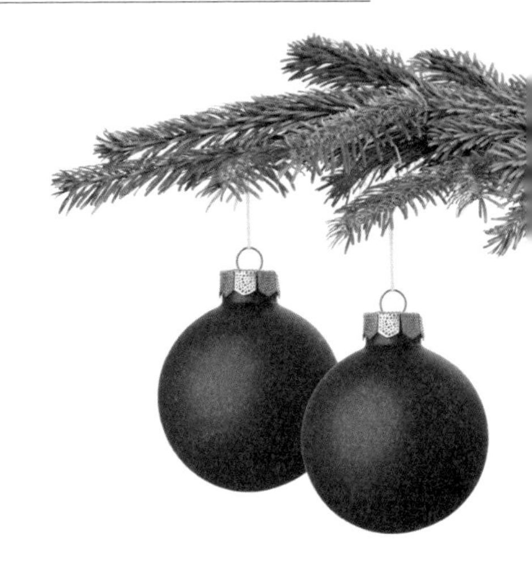

besser gelaunt als sonst. Vermutlich feiern und empfinden sie Weihnachten auf eine ganz andere Weise, besinnlich, ruhig und weniger materialistisch. So könnten alle die Weihnachts- und Adventszeit gesünder gestalten, wenn man keinen Stress aufkommen ließe. Stress entstehe laut soziologischer Untersuchungen in der Weihnachtszeit vor allem durch zu hohe Erwartungen, Enttäuschungen, Verpflichtungen und familiären Streit.

Absprachen über den Ablauf der Feiertage und den Wert der Geschenke würden hilfreich sein. Ausgiebige Spaziergänge sowohl vor Weihnachten als auch während der Festtage entspannen und erfüllen gleich mehrere Zwecke: Man verbrennt die zu viel gegessenen Kalorien, hellt seine Stimmung wieder auf und schafft etwas Freiräume. In der dunklen Jahreszeit fehlt es dem Körper ohnehin an Licht, was zu einem Mangel an Vitamin D führen kann. Und nach dem Spaziergang lässt es sich entspannter weiter einkaufen, basteln, kochen oder weiterfeiern. Was die weihnachtliche Ernährung betrifft war der Nikolaus offensichtlich Ernährungsexperte: „Apfel, Nuss und Mandelkern essen alle Kinder gern." Obst und Nüsse gehören zu den gesündesten Lebensmitteln an Weihnachten, weil sie Vitamine, Kalium und Omega-3-Fettsäuren enthalten.

Sie sind also gut für die Durchblutung, können Herz-Kreislauf-Erkrankungen vorbeugen und den Stoffwechsel begünstigen. Die fette Gans und Ente hat er nicht erwähnt. Aber, gesunde Ernährung hin oder her, Weihnachten ohne ein ordentliches Festessen empfände man doch als Stress – und den soll man schließlich vorrangig vermeiden!

Wer darf die Suppe versalzen – und wer nicht?

„Ist er verliebt?“ – So wird der Koch gefragt, wenn die Suppe hoffnungslos versalzen ist. Diese Redewendung hat sich gehalten, weil sich um das Kochsalz seit jeher Mythen gebildet haben. So wurde das Salz bereits in der Antike als Aphrodisiakum eingesetzt. Die Griechen dachten, dass zu wenig Kochsalz der Potenz schaden würde, weshalb die Verliebten dazu übergingen, das Essen zur Luststeigerung zu versalzen.

Im 16. und 17. Jahrhundert war sogar der Begriff des „Einsalzens des Ehepartners“ weit verbreitet – aber nicht faktisch, sondern nur als Redewendung in der Literatur und in der satirisch-grafischen Darstellung.

Jedoch nicht wegen der Luststeigerung gilt heutigen Gesundheitsexperten Kochsalz als Übeltäter für die Entwicklung eines hohen Blutdruckes und damit als Risikofaktor für Herzinfarkt und Schlaganfall. Viele Untersuchungen, auch aus jüngster Zeit, haben den Zusammenhang zwischen erhöhter Kochsalzaufnahme und Blutdruckanstieg bei Hochdruckpatienten bestätigt. Zudem wirken die meisten blutdrucksenkenden Medikamente durch reduzierte Kochsalzaufnahme besser.

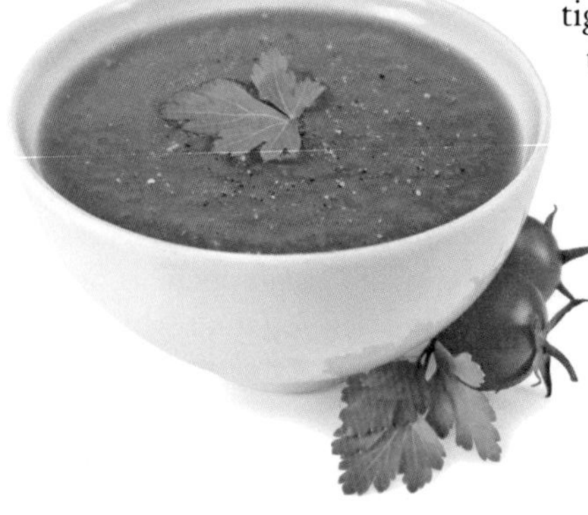

Zwei bis drei Gramm Salz braucht der Mensch am Tag und nicht mehr als sechs Gramm soll der Hochdruckpatient zu sich

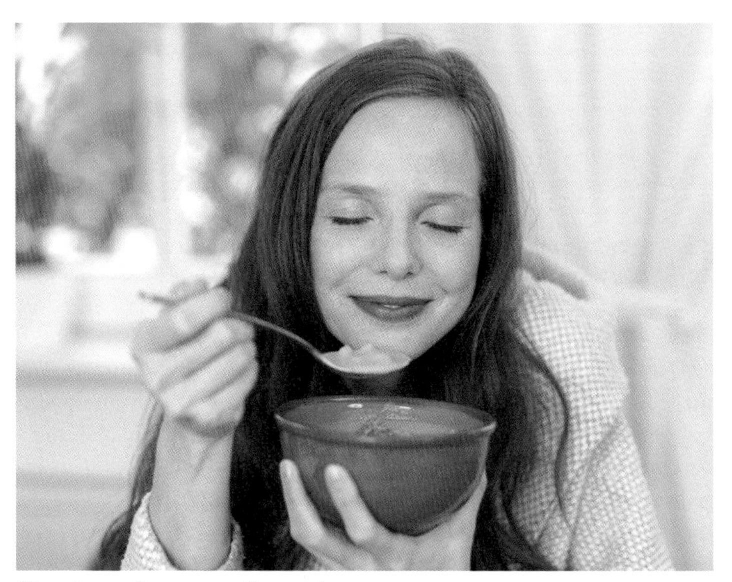

Versalzene Suppe zur Luststeigerung.

nehmen. Die Beschränkung dürfte also erträglich sein.

Doch muss sich auch der Gesunde Gedanken machen, ob er nun seine Suppe im Falle der Liebe versalzen darf oder nicht? Europäische Forscher haben eine Studie veröffentlicht, die die Salzgefahr scheinbar völlig auf den Kopf stellt. Sie ergab, dass gesunde Menschen, die in ihrem Leben wenig Salz zu sich nahmen, ein höheres Risiko hatten, an einem Herz- oder Gefäßleiden zu sterben. Zusammengefasst heißt das, dass der Gesunde salzen darf bis zur Luststeigerung, der Hochdruckpatient eher nicht. Der Verzicht auf Kochsalz ist für Patienten wichtig, die bereits hohen Blutdruck haben und Medikamente nehmen sollten und vielleicht für Menschen mit einer Pumpschwäche des Herzens. Aber es gibt kaum Argumente dafür, dass eine fade schmeckende Suppe ohne Salz für den Allgemeinbürger einen besonderen Nutzen hätte.

Resilienz – oder wie wird man psychisch stabil?

Schreiben vom Amt, Rechnungen, lärmende Autos, nervige Fliegen. Man regt sich fürchterlich auf und wundert sich, warum es Menschen gibt, die sich davon in keiner Weise beeindrucken lassen. Gerichtsvollzieher, Strafzettel, Krebsdiagnose – der eine geht daran zu Grunde, der andere geht aus jeder Niederlage sogar noch stärker hervor als er hineinging. Menschen, die sich offensichtlich nicht aus der Bahn werfen lassen, sogenannte „Stehaufmännchen", zeichnet nach psychologischen Kriterien eine hohe Resilienz aus.

Der Begriff Resilienz kommt eigentlich aus der Werkstoffphysik und bezeichnet Materialien, die nach einer Verformung sehr schnell wieder in den Ausgangsszustand zurückkehren. Beispielsweise hat Gummi eine hohe Resilienz. Wen also anscheinend nichts aus der Bahn wirft, hat demnach eine gummiähnliche Psyche. Wie man so ein unumwerfliches psychisches Abwehrsystem bekommen kann, haben amerikanische Psychologen in einer Anleitung zum Erwerb von Resilienz beschrieben, der sogenannten „road to resilience". Der wesentliche Faktor ist dabei, Selbstbewusstsein aufzubauen und mehr an seine eigenen Fähigkeiten und seine Kompetenz zu glauben.

Wer meint, dauerhafter Pechvogel zu sein und immer in der Opferrolle zu sitzen sowie ständig grübeln zu müssen, lähmt seine Handlungsfähigkeit. Wer sich dagegen einräumt, nur gerade diesmal und nun vielleicht das letzte Mal Pech gehabt zu haben, überwindet leichter und kann besser neu starten. Ziele sollten dabei realistisch gesetzt, erreichbar sein und langfristig geplant werden. Nach dem Motto „geteiltes Leid ist halbes Leid" können sich im Rahmen sozialer Kontakte „Stehaufmännchen" besser herausbilden als im Einzelkämpfertum. Krisen sollten als vorübergehende Zeiterscheinung und nicht als dauerhaft unüberwindbares Problem gesehen werden. Mancher wird sich sagen, wenn er das liest: Leichter gesagt als getan, wenn schon jede Nachrichtensendung im Fernsehen täglich die Welt und das Leben als Dauerkrise beschreibt. In der Tat ist die Forschung ein wenig optimistisch, wenn sie verkündet, jedem eine stabile Psyche erschaffen zu können, wenn er sich nur an ein paar Leitsätze hält. Schwierig wird es in der Regel trotz Einstellung, Begabung und Fleiß für Menschen, die in schlechten sozialen Verhältnissen leben und seit Kindheit selbst bei den Eltern auf der Verliererseite stehen.

Um sich als „Stehaufmännchen" entwickeln zu können, braucht es neben einer kämpferischen Einstellung immer auch eine Portion Glück und, ganz wesentlich, fördernde Vertrauenspersonen. Mangelnde Resilienz findet sich aber auch bei Menschen in reichen Schichten. Trotz privilegierter Lebensumstände mit materiellem Wohlstand, engagierten und liebevollen Förderern, entstehen gerade aus Angst, diese sicheren Verhältnisse zu verlieren, Ängste, Unsicherheiten, Antriebshemmungen und Depressionen. Für Kinder kann Überbehütung gepaart mit unzureichender Wertevermittlung die Entwicklung einer stabilen Psyche und Resilienz massiv behindern.

Für eine gute körperliche Gesundheit ist in jedem Fall eine gute psychische Widerstandsfähigkeit von Vorteil. Ich jedenfalls rate, sich an Tagen, an denen mehrere unangenehme und negative Nachrichten hereinprasseln, zur Wiedererlangung der psychischen Stabilität sich an den Titel eines Liedes der Kabarettistin Martina Schwarzmann zu halten: „Es muass oam a amoi wos Wurscht sei kenna!".

Harmlose und gefährliche Tageszeiten

Dass sich Stimmung und Leistungsfähigkeit im Tagesverlauf deutlich verändern können, ist sicher jedem schon einmal aufgefallen. In depressiveren Lebensphasen kommt man einfach morgens nicht aus dem Bett, wenn dagegen eine Urlaubsreise oder ein freudiges Ereignis ansteht, ist man oft schon weit vor der üblichen Aufstehzeit richtig fit. Wissenschaftler der Universität München haben nun herausgefunden, dass auch Herzrhythmusstörungen gehäuft zu bestimmten Tageszeiten auftreten. Sie entdeckten dies, als sie die Daten von Patienten mit einem implantiertem Defibrillator überprüften. Es fand sich, dass die Vorstufe des plötzlichen Herztodes, das Kammerflimmern, häufiger abends mit einem Spitzenwert so etwa gegen 20 Uhr aufgezeichnet wurde. Obwohl die Forscher keine schlüssige Erklärung liefern konnten, drängt sich doch der Verdacht auf, dass die abendlichen TV-Nachrichten oder die beginnenden Übertragungen von aufregenden Fußballspielen zumindest teilweise dafür verantwortlich sein könnten.

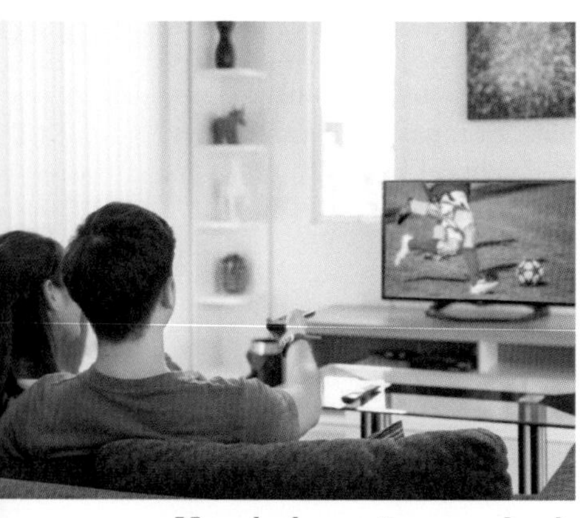

Herzrhythmusstörungen durch Fußballübertragung.

Eine andere Ursache für die Häufung von lebensgefährlichen Herzrhythmusstörungen oder auch anderen Beschwerden zu bestimmten Tageszeiten könnte unsere circadiane Rhythmik sein. Das ist der innere Rhythmus, wobei der bekannteste circadiane Rhythmus der Schlaf-Wach-Zyklus ist. Im Volksmund ist der circadiane Rhythmus als die „innere Uhr“ bekannt. Diese Uhr ist leider nicht immer mit dem Lauf der Sonne oder gar des Weckers synchronisiert. So gibt es in der Bevölkerung zwei Hauptkategorien von Chronotypen.

Die einen gehen gerne spät zu Bett und schlafen länger – das sind die „Eulen“ – während die „Lerchen“ lieber früh zu Bett gehen und früh aufstehen. Diese Unterschiede kommen höchstwahrscheinlich durch genetische Prädisposition zustande. Als Ursache wird eine unterschiedliche Ausprägung des Gens PER2 diskutiert.

Der Chronotyp ist aber auch vom Alter abhängig und in einem mittleren Alter (ungefähr von 15 bis 50 Jahren) auch vom Geschlecht: In diesem mittleren Alter gibt es eine deutliche Tendenz zum späteren Aufstehen, besonders bei Männern. Bei Untersuchungen an Jugendlichen, von denen während der Pubertät die meisten als „Eulen“ charakterisiert werden können, konnte beispielsweise nachgewiesen werden, dass ein um eine Stunde verzögerter Beginn der Tagesaktivitäten – besonders im Winter – zu allgemeiner Leistungsverbesserung und besserem Gesundheitszustand führte.

Je schlechter also die äußeren Anforderungen auf unsere circadiane Rhythmik abgestimmt sind, desto eher kommt es zu Leistungseinbußen und Beschwerden, bis offensichtlich hin zu gravierenden Herzrhythmusstörungen. In jedem Fall sind die Tageszeiten wesentlich ungefährlicher, wenn die Lerchen die Eulen morgens schlafen lassen und die Eulen nachts so leise agieren, dass die Lerchen nicht aufwachen.

Fasching feiern kann gute Medizin sein!

Manche nennen es Fasching andere Karneval, in jedem Fall ist es eine ausgelassene Zeit, wenn die Narren oder Jecken lachen, tanzen, flirten und feiern und sich mit besonders schönen oder komplett unmöglichen Kostümen verkleiden. Manche mögen diese Zeit, andere finden sie einfach albern. In jedem Fall gibt es häufig Anlass zum Lachen – und Lachen ist gesund, das weiß der Volksmund schon seit langem.

Aber auch die Wissenschaft hat harte Fakten liefern können, dass das wahr ist. Nervenfachärzte der Universität Paris haben es gemessen: Lachen ist ein wunderbares Muskel-Training, das Herz und Kreislauf aktiviert und die Atemwege stärkt. Ein guter Witz kann das Zwerchfell, den größten Atemmuskel, sogar manchmal über die Maßen strapazieren und zu einem wiederkehrenden Krampf, dem „Schluckauf" führen. Beim Lachen werden im Gehirn Hormonausschüttungen angestoßen, die den Organismus gegen Aggressionen, aber auch gegen Entzündungen schützen. Lachen kann dadurch auch Schmerzen lindern und Stress abbauen.

Sollte Ihnen beim Faschingsball ein einfaches „Darf ich bitten?" zur Tanzaufforderung nicht zum Erfolg reichen, versuchen Sie es doch mit gesundheitlichen Argumenten. Eine Studie in Holland hat erst kürzlich ergeben, dass durch Tanzen die Knochendichte gestärkt wird und damit hervorragend gegen Osteoporose, die gefürchtete Knochenentkalkung vorbeugt.

Ganz abgesehen davon, dass man beim Foxtrott etwa 300 Kilokalorien, beim Wiener Walzer 400 Kilokalorien und beim Rock'n'Roll sogar 600 Kilokalorien pro Stunde verbrauchen und somit Gewicht abnehmen kann.

Wer es mit derartigen Argumenten noch zu einem netten Flirt schafft, tut sich auch damit unter Umständen gesundheitlich Gutes. Die beim Flirt freigesetzten Glückshormone, die Endorphine, lindern Muskelverspannungen, rheumatische Beschwerden und können die Gesichtsdurchblutung bis hin zum Erröten verstärken. Um vor allem mit dem eigenen Partner zu flirten, liefert ein Maskenball ideale Möglichkeiten.

Magen-Darm- und Leberspezialisten haben übrigens auch festgestellt, dass Lachen, Flirten und Tanzen die Entgiftungsarbeit der Leber aktivieren und Kopfschmerzen reduzieren können. Die Schlussfolgerung, man könne sich also den Kater nach zu viel Alkohol einfach weglachen, konnten sie nicht finden – dazu ist auch kein Wissenschaftsbeweis notwendig, das lehrt die Erfahrung.

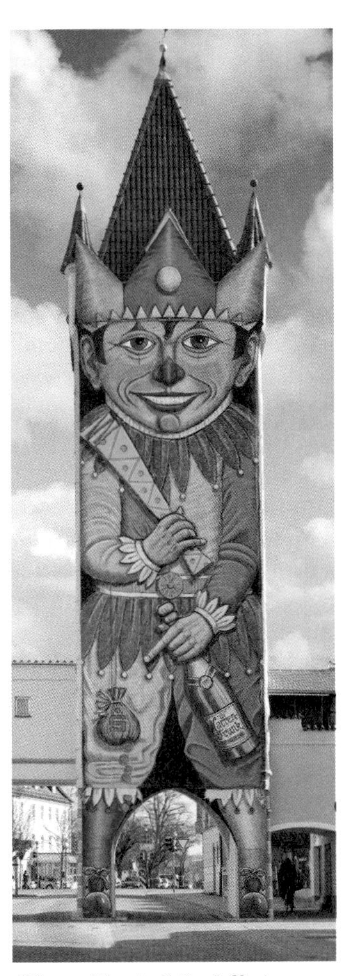

Oberes Tor in Mindelheim mit Durahansl.

Was wir von Astronauten lernen können!

„Die gescheiten Menschen – auf den Mond können sie fliegen, aber gegen Schnupfen haben sie nichts gefunden." Gerade in der kalten Jahreszeit hört man diesen Spruch, der ja stimmt, immer wieder. Es lässt sich sicher streiten, ob es nicht Sinnvolleres gibt, als Menschen in den Weltraum zu schicken. Aber wenn das schon geschieht, gibt es dann nicht medizinische Erkenntnisse, die im Alltag helfen können und in die medizinische Behandlung Eingang gefunden haben?

In der Tat gibt es die, denn man hat herausgefunden, dass sich Mechanismen des körperlichen Abbaus im Weltall in ähnlicher Weise auf Senioren übertragen lassen. Das Sturzrisiko von hochbetagten Menschen erhöht sich nach kurzen Phasen der Bettruhe, wie zum Beispiel nach einer Grippe, genauso wie bei jungen, gesunden Astronauten nach ihrer Rückkehr, durch die im Weltraum verringerte Schwerkraft. Wassermangel und die beim Lagewechsel auftretende, verringerte Gehirndurchblutung belasten Astronauten und viele Ältere, die deswegen morgens nach dem Aufstehen schwindlig werden, weshalb sie sturzgefährdet sind.

Damit Astronauten nach langen Raumflügen schnell wieder zurück in den Alltag finden, müssen sie während des Fluges ein Trainingsprogramm absolvieren aus dem viele Methoden Eingang in die Behandlung älterer, sturzgefährdeter Menschen gefunden haben. Vibrationstraining, Ausdauer- und Kraftübungen sowie eiweißreiche Ernährung mit Vitamin D und Kalzium sind für Astronauten und Senioren gleichermaßen hilfreich.

Die Anforderungen sind gleich: Astronauten in der Schwerelosigkeit müssen, ähnlich wie Bettlägerige, gegen

Muskelschwund und Kreislaufschwäche ankämpfen und haben dafür wenig Zeit. Erkenntnisse aus der Raumfahrt haben gezeigt, dass gar nicht so viel Training nötig sein muss. Ein täglich dreiminütiges, hochintensives Programm mit Beindrücken auf einer Rückenliegeschiene reicht schon aus, den Abbau von Knochendichte und Muskelschwund durch entweder langes Liegen oder Aufenthalt in der Schwerelosigkeit effektiv zu verhindern.

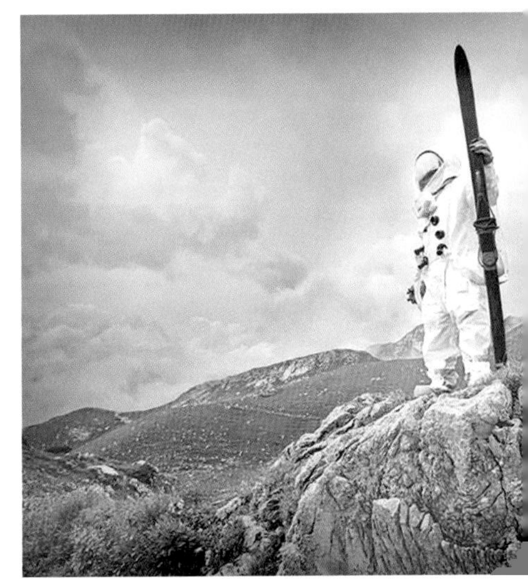

Kalzium ist für Senioren und Astronauten hilfreich.

Viele Leser werden sich fragen, was sie das betrifft, weil sie weder Astronaut noch bettlägerig sind. Doch die Erkenntnisse des hochintensiven Intervalltrainings eignen sich hervorragend, bei vielen, die sitzender Bürotätigkeit nachgehen oder aus anderen Gründen viel sitzen, Muskulatur, Knochen und Gleichgewicht zu verbessern, ohne die Arbeitsaufgaben zu vernachlässigen.

Ganz einfach, immer wieder ein paar Kniebeugen, Standsprünge oder Standläufe in den Arbeitsstress einstreuen, nützt der Gesundheit und beugt nicht zuletzt vielen orthopädischen Schwierigkeiten vor, die aus jahrelanger sitzender beruflicher Arbeit folgen können. Mit Techniken der Raumfahrtmedizin können Astronauten von der Erde aus fernuntersucht werden. Dass mit der gleichen Technik künftig aber der Arzt im Alltag durch das Internet ersetzt werden könnte, empfiehlt sich meines Erachtens erst zu untersuchen, wenn etwas Besseres gegen Schnupfen gefunden wurde.

Herzgesunde Ernährung – wie geht das?

Sehr verwundert über das schreckliche und für ihn überraschende Ereignis fragte mich letztens ein deutlich übergewichtiger Patient, wie es denn zu seinem Herzinfarkt hätte kommen können, da er doch immer VIEL Gemüse und VIEL Obst zu sich genommen hätte und sich bisher wohl keinen Tropfen Alkohol gegönnt hätte. Angesicht seiner überflüssigen Pfunde lag mir auf der Zunge, von allem WENIG wäre eventuell besser gewesen. Ist WENIG aber ein guter Ratschlag, den man geben kann, um herzgesund zu bleiben?

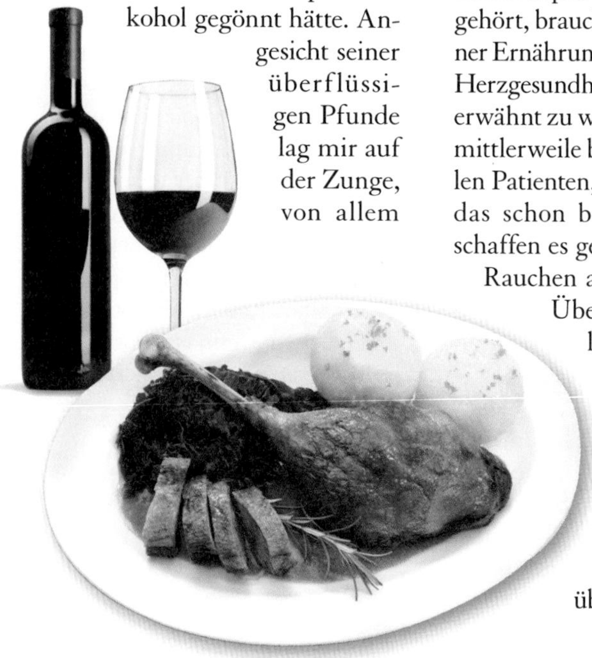

In den meisten Fällen hat es der Mensch selbst in der Hand, was er durch seine Mundöffnung aufnimmt. Dass Zigarettenrauch zum Beispiel da nicht hindurch gehört, braucht im Rahmen einer Ernährungsempfehlung zur Herzgesundheit eigentlich nicht erwähnt zu werden und müsste mittlerweile bekannt sein. Vielen Patienten, die wir sehen, ist das schon bekannt, aber sie schaffen es genausowenig vom Rauchen abzulassen wie es Übergewichtigen gelingt, vom VIEL zum WENIG überzugehen. Will man sich zur Optimierung seiner Lebensweise einmal im Internet über eine Suchmaschine schlau machen, wie es sein soll – auf Neudeutsch man „googelt" „herzgesunde Ernährung" – dann findet man unglaublich viele Ratschläge. So werden als Grundsätze der herzgesunden Ernährung beispielsweise „wenig gesättigte Fette, statt dessen mehr ungesättigte Fette, am besten einfach ungesättigte Fette – und viel Omega-3- Fettsäuren, reichlich pflanzliche Lebensmittel, in zwei bis drei Portionen pro Tag" genannt. Nun ja. So liest man auch, fettreicher Fisch sei empfehlenswert, gegen mageren Fisch spräche aber auch nichts, paniert sollte er aber keinesfalls sein.

Eier sollte man sein lassen, wenn man aber den Eidotter meiden würde, sei gegen Eier nichts einzuwenden. Besonders interessant sind die vielfältigen Rezepte für üppige herzgesunde Mahlzeiten, die mit Appetit anregenden Fotos illustriert sind. Die Vorstellung, dass ein übergewichtiger, nach Hilfe suchender Patient dabei an Gewichtsreduktion denken kann, bezweifle ich sehr. Ich hatte jedenfalls nach dieser Lektüre nur einen Gedanken: „Hunger" und zwar nach VIEL. Meiner Meinung nach sind die Ratschläge und Rezepte sicher gut durchdacht, aber sie sind viel zu komplex als dass sie jederzeit erinnert und zum Abnehmen auch eingehalten werden können.

So ist WENIG STATT VIEL zwar nicht der einzige, und vielleicht auch nicht der differenzierteste Ratschlag, den man geben kann, um sich herzgesund zu ernähren aber mit Sicherheit der Ratschlag, den man sich am einfachsten merken und einhalten kann, zumindest könnte.

Stimmt das? Herzschwache und alte Menschen leben länger, wenn sie dicker sind!

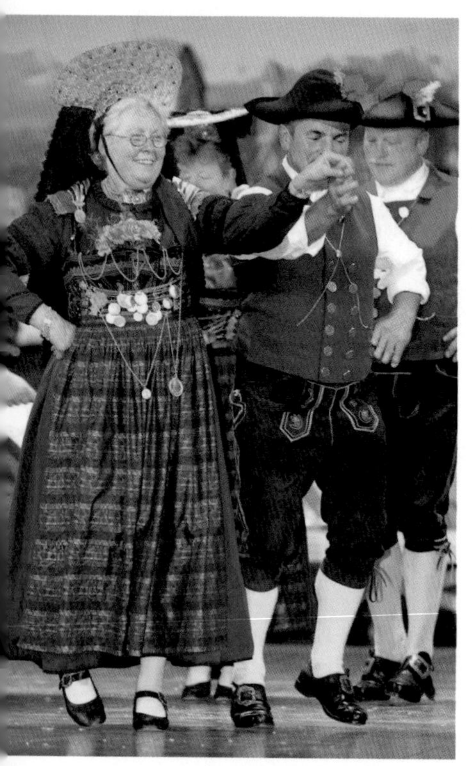

Lieber barocke Oma als dünnes Fotomodell.

Übergewicht, Rauchen, hoher Blutdruck und ein erhöhtes Cholesterin schaden der Gesundheit. Das ist klar. Das ist bei fast allen Gelehrten mittlerweile akzeptiert.

Doch die Medizin ist im Vergleich zum Ingenieurswesen eine unexakte Wissenschaft. „Kein Mensch gleicht dem anderen!" Diese und ähnliche Sprüche muss ich mir immer anhören, wenn meine Kollegen an der Universität wieder eine dieser unangenehmen Wahrheiten ans Licht bringen. Offensichtlich haben die Kritiker aber nicht ganz Unrecht. Eine Studie deutscher Kardiologen ergab nämlich jetzt, dass übergewichtige Patienten mit einer Herzleistungsschwäche eine bessere Prognose hatten als die untergewichtigen Patienten. Zudem hat eine amerikanische Untersuchung herausgefunden, dass Übergewicht als Risikofaktor mit zunehmendem Alter an Bedeutung verliert. So scheint es, dass die fortschreitenden Abbauprozesse bei Patienten mit gestörter Herzleistung und bei alten Menschen langsamer voranschreiten, wenn jemand eine gute „Reserve" hat. Hat nicht der Volksmund Ähnliches immer schon behauptet?

Sollte man sich also als Gesunder ein Übergewicht anfuttern, damit man eine Reserve hat, wenn man einmal alt und krank wird? Nein, denn hier wird die Medizin als Wissenschaft wieder ganz exakt! Kein Mensch gleicht dem anderen und Übergewicht bei gesunden und jungen Menschen ist mit hohem Gesundheitsrisiko verbunden und ganz etwas anderes als bei Kranken und Alten. Gerade bei Kindern mit Übergewicht hat man letztes Jahr an der Universität Leipzig bereits ab dem 12. Lebensjahr Gefäßwandveränderungen in der Halsschlagader zeigen können, die den Grundstein für spätere Herz-Kreislauf-Erkrankungen darstellen.

In einem muss man den Kritikern aber Recht geben: Unsere Tendenz, das Schönheitsideal eines schlanken Körperbaus generell als Ausdruck von Gesundheit anzusehen, stimmt nicht wirklich. Und ich hab nun auch eine medizinisch-wissenschaftliche Begründung, warum mir eine barocke Oma manchmal besser gefällt als ein zu dünn gehungertes Fotomodell.

Den Nachtdiensten ein Dankeschön!

Nicht selten bekommt man als Arzt die teils bewundernd, teils mitleidig klingende Bemerkung zu hören, dass es wohl recht anstrengend sei, immer wieder Nachtdienst machen zu müssen. Auch wenn es natürlicherweise zum Arztberuf gehört, Menschen auch nachts zu behandeln, so stimmt es, dass es manchmal anstrengend ist. Der jüngere Arzt ist nachts aufgeregt, weil er nicht immer sicher ist, alles zu bewältigen, dem älteren Arzt fällt es zunehmend schwerer, den gestörten Tag-Nacht-Rhythmus zu ertragen.

Doch es sind nicht die Ärzte allein, die im Sinne der Gesundheit vielfach um ihre Nachtruhe gebracht werden. Kein ärztlicher Nachtdienst wäre denkbar ohne die Unterstützung der Pflegekräfte in Kliniken, OPs, Altenheimen und Notaufnahmen, denen es auch nachts schwerer fällt als am Tag zu arbeiten. Zur Gesundheitsversorgung sind auch viele Menschen in Berufen nachts im Einsatz, von denen wenig geredet wird: Wer weiß schon, dass es Tag und Nacht Seelsorge-Notdienste nicht nur des Kriseninterventionsdienstes sondern auch der Pfarrer gibt?

An den Gerichten gibt es den diensthabenden Richter, der zum Beispiel für Patienten auf Intensivstationen zu raschen Betreuungsentscheidungen zu Rate gezogen werden kann. Dass Polizisten rund um die Uhr im Einsatz sind, ist bekannt. Sie setzen sich für die Gesundheit bei der Regelung von Verkehrsunfällen ein, helfen den Ärzten aber auch bei Menschen mit Gewaltneigung, was immer wieder, nicht selten nachts, bei Vergiftungen und Patienten mit Gehirnkrankheiten vorkommt. Eine Klinik ohne Computer ist mittlerweile undenkbar geworden, weswegen EDV-Spezialisten Tag und Nacht für eine gute Gesundheitsversorgung mithel-

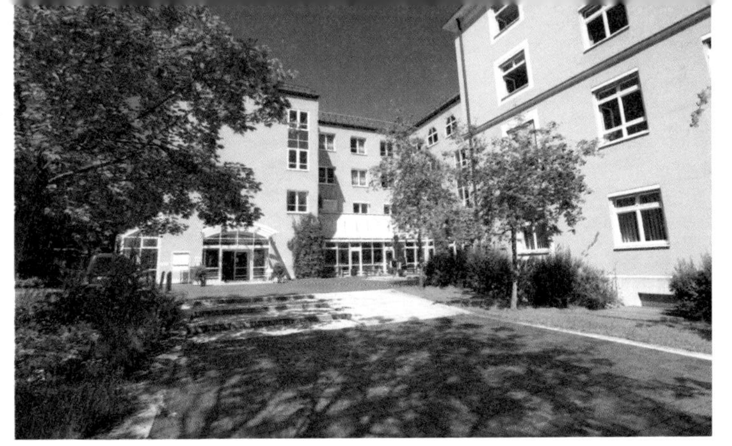

Die Kreisklinik in Ottobeuren.

fen müssen. Ohne Strom geht auch nichts mehr. Nicht auszudenken, wenn eine Beatmungsmaschine ausfallen würde. So ist es beruhigend, wenn man auch nachts einen technischen Dienst im Hintergrund weiß.

Rettungsdienste und Feuerwehr, die nachts rasend mit Blaulicht über die im Winter oft gefährlich glatten Straßen fahren, setzen sich dabei hohen Gefahren aus, um Menschenleben zu retten, weshalb es übrigens nicht angebracht wäre, sie mit den Worten „Ja wo bleiben Sie denn so lange?“ zu empfangen. Selbst gesundheitsökonomische Fragen müssen heutzutage rasch beantwortet werden, weshalb es, sicher nicht jedermann bekannt, selbstverständlich ist, dass Vertreter der Verwaltungen Tag und Nacht für die Zuständigen erreichbar sind.

Ganz besonders im Einsatz sind jedoch auch viele sogenannte „Normalbürger“ wenn sie ihre bedürftigen Angehörigen pflegen und vielleicht durch den demenzkranken Senior weit über die Belastungsgrenzen beansprucht werden. Auch die Allerjüngsten können ihre Eltern zu heftigem „Nachtdienst“ beanspruchen. Mir jedenfalls ist es ein Bedürfnis, an dieser Stelle allen, die im Sinne der Gesundheit Tag und Nacht im Einsatz sind (auch denen, die im Text nicht genannt wurden) ganz herzlich für ihren Einsatz zu danken, sie aber auch zu bitten, dabei immer selbst auf ihre eigene Gesundheit zu achten!